Wurm im Apfel

und andere Erzählungen

Qigong für Kinder ab dem Kindergartenalter

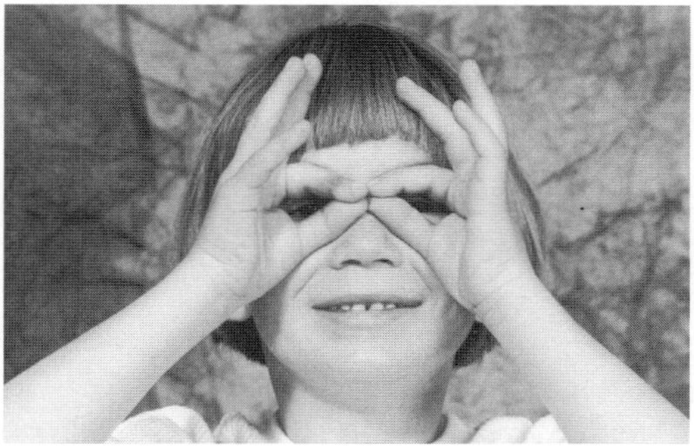

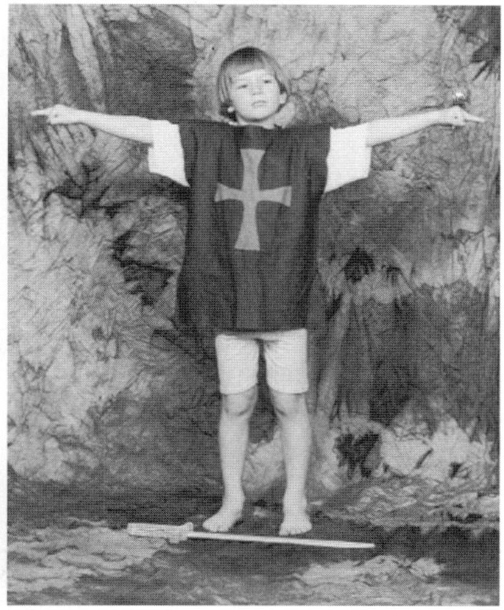

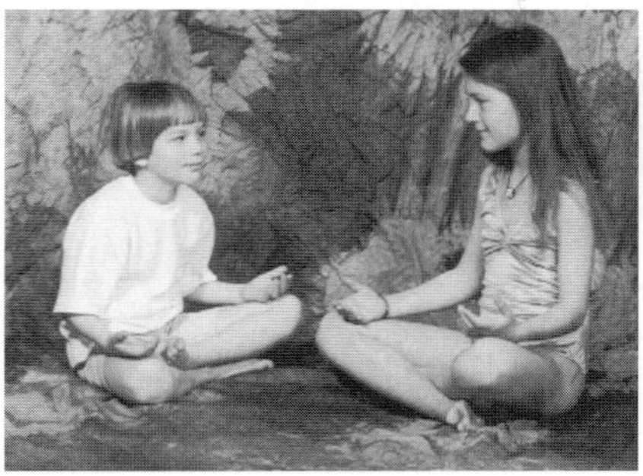

Die Freuden der einfachen Wahrnehmung kennenlernen und dabei konzentrierter und leistungsfähiger werden

Zuzana Šebková-Thaller

Hernoul-le-Fin Verlag

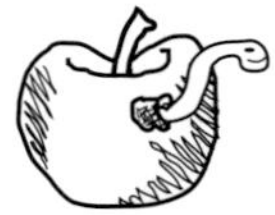

Hernoul-le-Fin Verlag

QiGong-Reihe

Die Deutsche Bibliothek - CIP - Einheitsaufnahme

Der Wurm im Apfel [Medienkombination],
QiGong-Übungen für Kinder ab dem Vorschulalter/
Zuzana Šebková-Thaller. - Markt Berolzheim:
Hernoul-le-Fin Verlag, 1998

ISBN-Nr. 3-9802546-4-x Zuzana Šebková-Thaller, Der Wurm im Apfel,
QiGong für Kinder ab dem Vorschulalter, Hernoul-le-Fin Verlag

Hernoul-le-Fin Verlag, 1998

Umschlag und grafische Gestaltung: Uta Paar und Zuzana Šebková-Thaller
Foto: Lukáš Hausenblas, Prag
Druck und Bindung: Druckerei Emmy Riedel, Gunzenhausen
Printed in Germany
ISBN-Nr. 3-9802546-4-x

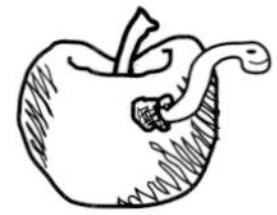

Danksagung

Ich danke allen, die zu diesem Buch beigetragen haben: allen Kindern, mit denen ich Qigong geübt habe und allen Qigong-Kolleginnen und -Kollegen, die mich während der vielen Jahre unterstützt haben. Unter ihnen möchte ich namentlich Berta Müller und Armin Heinz erwähnen.

J.B. Krejčí gebührt großer Dank für die Musikgestaltung der CDs und Kassetten, Lukáš Hausenblas für die Atelieraufnahmen, Uta Paar für den Umschlag und die grafische Gestaltung, Zuzana und Ondra Hausenblas für die Hilfe bei der Herstellung der CDs und den Angestellten der Druckerei Riedel für ihren persönlichen Einsatz.

Den größten Dank möchte ich meiner Familie aussprechen. Ohne ihr Verständnis, ihre Geduld und Hilfe hätte ich nie meine Bücher schreiben können. Die Kinder übernahmen zeitweise meine Arbeiten im Haushalt. Sie fotokopierten das Arbeitsmaterial, organisierten Kurse, paßten auf die eigenen Geschwister und die der Kursteilnehmer auf. Svetlana und mein Mann haben durch ihre unermüdliche Korrekturarbeit entscheidend zur Lesbarkeit des Buches beigetragen. Meine zwei Kleinsten, Jan-Merlin und Linda, haben die harte Arbeit im Fotoatelier auf sich genommen und stundenlang vor der Kamera geübt. Vielen Dank!

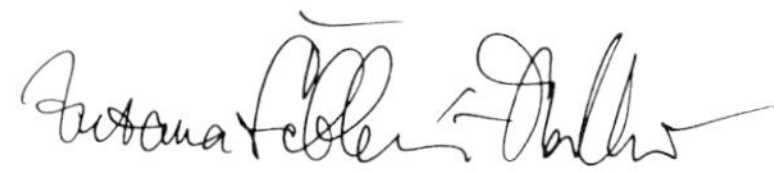

Markt Berolzheim, den 23. 4. 1998

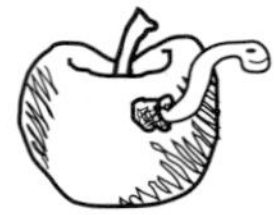

Inhaltsverzeichnis

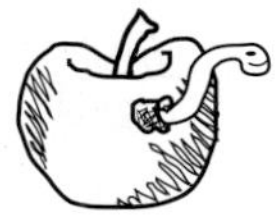

3. Kommentierte Übungsanleitungen der Kassette/CD "Paul Pinguin"

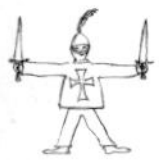

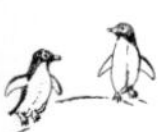

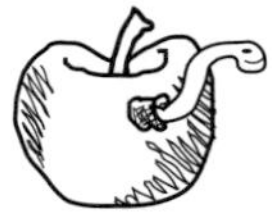

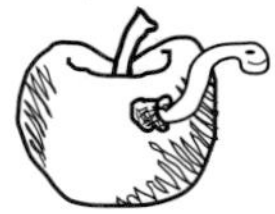

Liebe Eltern und Großeltern, liebe Kindergärtnerinnen, liebe Qigong-Lehrer,

diesmal fangen wir anders an: Den einfachsten Zugang finden Sie, wenn Sie das Buch beiseite legen, die Kassette/CD "Wurm im Apfel" oder "Paul Pinguin" auflegen und üben, als wären Sie ein Kindergartenkind! Es folgt, ohne zu fragen und ohne ständig daran zu denken, ob und wie etwas wirkt. Lassen Sie zwischen den Kassetten/CDs etwas Zeit verstreichen. Auch Übungen brauchen Zeit!

Üben Sie zunächst am besten alleine. So stehen Sie nicht unter dem Druck, immer alles wissen zu müssen. Werden Sie alle Sorgen und Gedanken los, schicken Sie sie einfach weg und schauen Sie ihnen nicht nach. Legen Sie auch all Ihr Können ab. Sie sind ein Kindergartenkind, und das muß, außer bis auf zwei zählen, nichts können. Sie sind nur ein bißchen neugierig und warten darauf, geleitet zu werden.

Schließen Sie am besten dabei Ihre Augen. Wenn Sie sie aber offen lassen möchten, haften Sie mit Ihrem Blick nicht an den Dingen: Sie sehen und sehen nicht.

Es ist ein schöner Tag. Die Sonne scheint zwischen den Wolken, der laue Wind streichelt Sie, es ist warm. Sie fühlen sich wohl und lächeln dem Tag entgegen.

Nachdem Sie geübt haben:

Sie waren jetzt ein Kindergartenkind. Es ist eine wichtige Erfahrung, wie ein Kind eins mit sich selbst, mit der Umgebung und mit der Welt zu sein! Ein Traum!

Leider ist es auch bei den Kindergartenkindern oft nur ein Traum. Mit "Qigong für Kinder" bemühen wir uns, die Einheit zu bewahren oder wiederzugewinnen, die dem Menschen ab dem Kindesalter in unserer Zeit meist abgeht.

Lesen Sie jetzt die kommentierten Übungsanleitungen der beiden Kassetten/CDs als Erwachsene durch. Sie müssen nicht den ganzen Text lesen, sondern immer nur die Anleitung und den Kommentar der Übung, die sie gerade üben. Die Kommentare sind durch eine kleinere Schrift gekennzeichnet.

Wenn kein Kommentar folgt, dann war er meiner Meinung nach nicht notwendig. An den Fotos können Sie noch einmal den Übungsverlauf nachvollziehen. Es sind Kinder im Kindergartenalter, die hiermit zeigen, daß die Übungen ihrem Alter angemessen sind.

Streben Sie nicht in erster Linie nach Perfektion, sondern nach Sammlung. Am Anfang führen Kinder die Übungen nur "ungefähr richtig" aus. Das macht gar nichts. Wichtig ist, daß sie ganz dabei sind. Nach einer gewissen Zeit und mit wachsendem Alter werden die Übungen immer genauer.

Ich wünsche Ihnen viel Freude beim Üben!

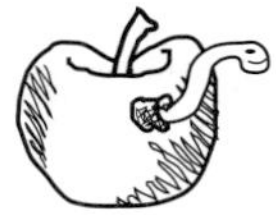

2. Die kommentierten Übungsanleitungen der Kassette/CD "Der Wurm im Apfel"

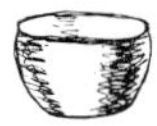 2.1 Die Klangschale

Hallo, liebe Kinder. Ich heiße Zuzana. Ich lade Euch auf eine Erlebnisreise ein.

Zunächst möchte ich Euch in die Welt des Klanges einführen.

Setzt oder legt Euch im Kreis auf den Boden. Ihr liegt jetzt ganz bequem, Eure Hände ruhen auf den Beinen oder auf dem Boden. Am besten schließt Ihr Eure Augen und seid ganz leise.

Bald wird ein Klang ertönen. Wir werden auf ihn horchen, solange er ertönt. Wir werden ihn ganz ausklingen lassen und ihm noch eine Weile nachhorchen. Damit wir ihn so lange wie möglich hören, öffnen wir ganz weit unsere Ohren. Wir öffnen auch unsere Poren. Unsere Poren sind Ohren! Unser ganzer Körper ist mit Ohren übersät. Darum können wir mit unserem ganzen Körper hören, wenn wir uns richtig öffnen. "Wir werden ganz Ohr sein". Dann dringt der Klang bis in unser Inneres ein und wir können ihn in unserem Herzen oder im Bauch bewahren und tragen. Wir merken, wie wir von dem Klang ganz durchdrungen sind.

Erst wenn wir spüren, daß er eine Stelle im Körper gefunden hat, wo er sich wohl fühlt und bleiben möchte, wenden wir unseren Blick wieder nach außen und schauen die Anderen an.

Wenn wir später an den Klang zurückdenken, erklingt er in unserem Innern, freut sich und erfreut uns.

Ihr seid jetzt ganz Ohr, öffnet alle Eure Poren und horcht! Wir beginnen:

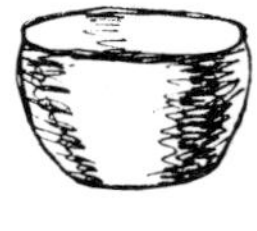

Wir geben dem Klang Zeit, uns zu durchdringen. Wir lächeln ihn an, öffnen ihm unser Herz und unseren ganzen Körper und schauen, wo er sich niederläßt. Wir bleiben bei ihm noch eine kleine Weile.

Dann verlassen wir ihn, öffnen unsere Augen und lächeln unseren Nachbarn wie eben den schönen Klang, an.

Ton einer Klangschale

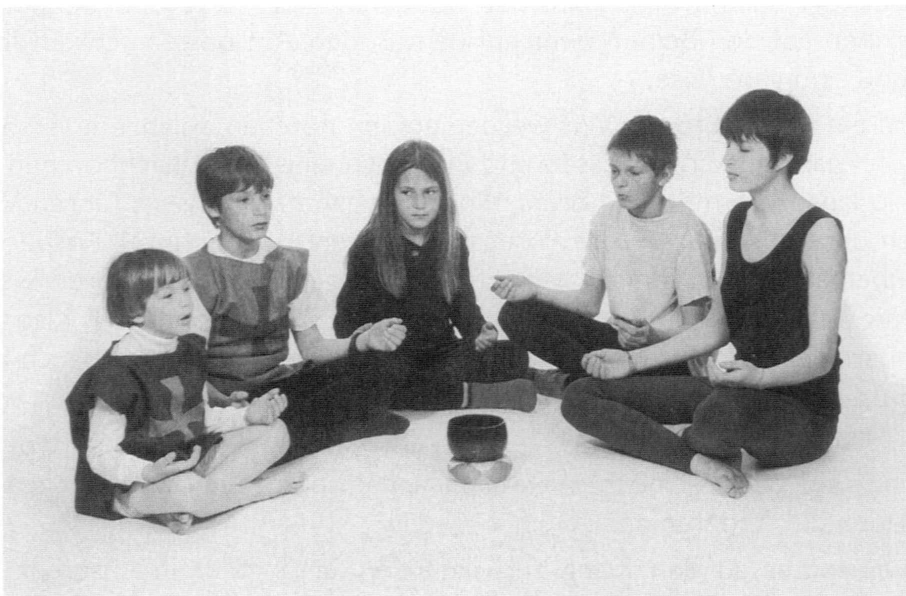

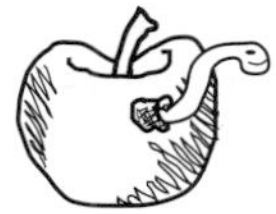

2.2 Der Wurm im Apfel

Wurm auf dem Baum

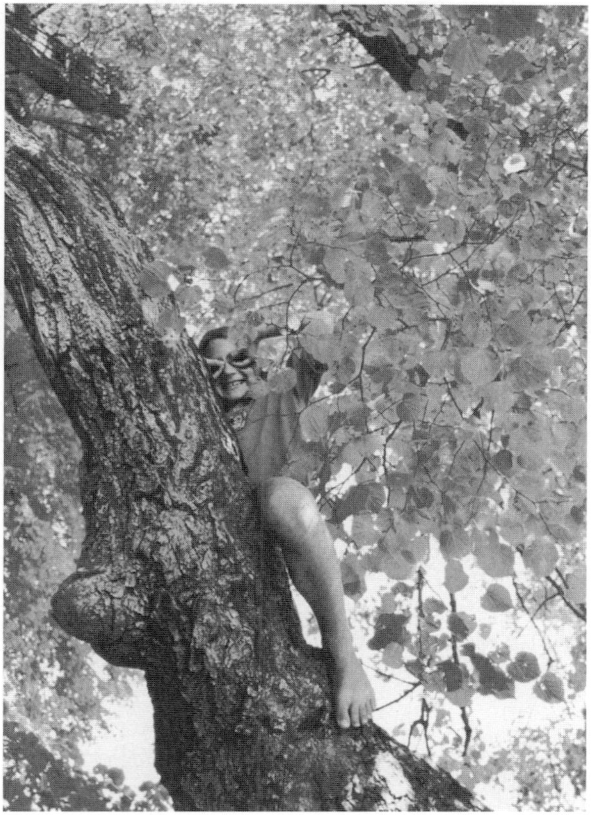

Bald werden wir in ein Ei hineinschlüpfen. Zieht dazu Eure Schuhe aus, laßt aber Eure Socken an!

Im Liegen, Sitzen oder Stehen: Auf einem Apfelbaumblatt liegt ein kleines Ei. Die Sonne schenkt ihm ihre Strahlen, und das Ei tut sich auf.

Auf einem Apfelbaumblatt liegt ein kleines Ei

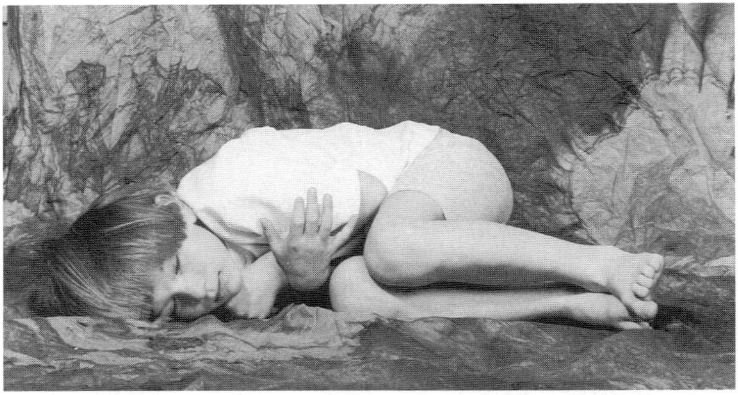

Ein kleiner Wurm schlüpft aus. Habt Ihr schon einen kleinen Wurm gesehen? Wißt Ihr, wie er sich bewegt? Eure *linke* Hand ist jetzt der Wurm. Wir legen sie auf die linke Brust, die Fingerspitzen schauen dabei nach rechts. Der Wurm möchte jetzt einen Spaziergang machen, um den Apfelbaum kennenzulernen.

2.2.1 Der Wurm kriecht auf den Ästen des Apfelbaumes

Wie bewegt er sich denn?

Er bewegt sich wie alle Würmer und Raupen: in Wellen! Die Hand liegt mit der Handwurzel auf der Brust, die Finger heben und senken sich wieder und saugen sich mit ihren Saugnäpfen fest. Nun hebt der Wurm seinen Handwurzel-Hintern, die Finger beugen sich und ziehen gemächlich die Handwurzel nach. Der Hintern saugt sich wieder an, damit der Wurm sich vorne erheben und wieder ansaugen kann. Die Finger beugen sich, und das Hinterteil wird nachgezogen. So spaziert der Wurm auf dem Apfelbaum.

Erst in die eine Richtung - bis er das Ende des Astarmes erreicht, dann wieder mit der anderen Hand in die andere Richtung, bis er nicht mehr weiter kann. Dann fühlt er sich müde und hat Hunger. "Wenn ich nicht bald einen Apfel finde, falle ich vom Baum", sagt er und marschiert mit der anderen Hand wieder zurück.

Die ganze Hand wird ab dem Handgelenk bis zu den Fingerspitzen durchgeübt. Bemühen Sie sich um maximale Beugung und Streckung der Handgelenke, der Handflächen und Finger! Bei allen Übungen ist die Schulterpartie locker.

Der Wurm auf dem Apfelbaum

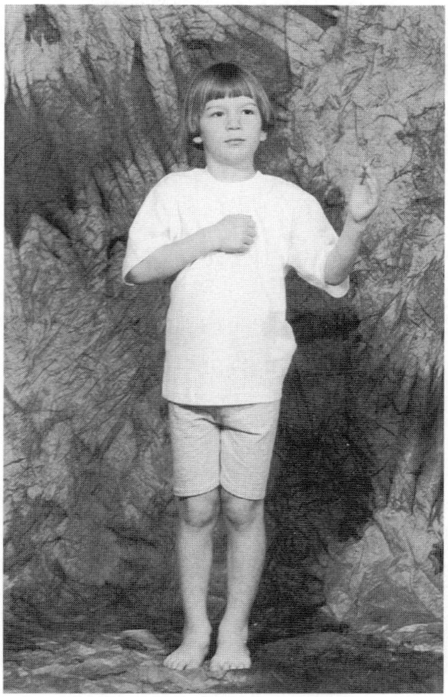

Er erkundet den Baum.

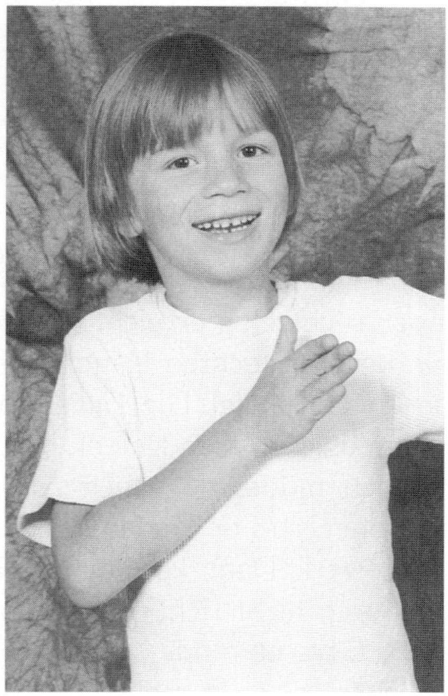

Die Finger heben sich,

Der Wurm auf dem Apfelbaum

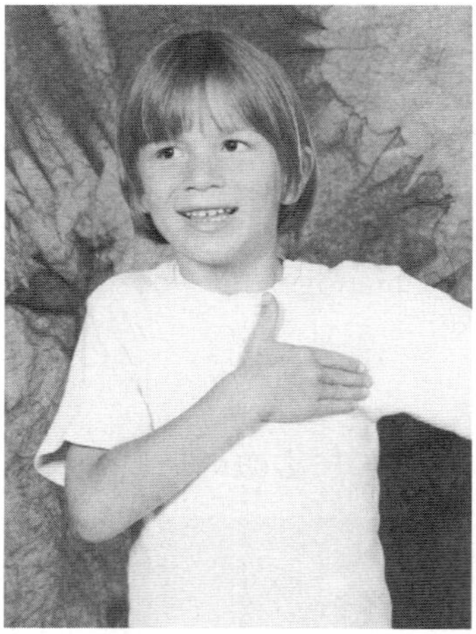

senken sich wieder und saugen sich mit ihren Saugnäpfen fest.

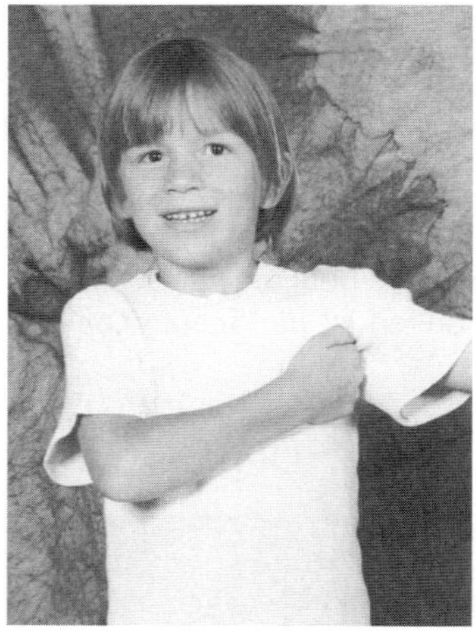

Die Finger beugen sich und ziehen gemächlich die Handwurzel nach.

2.2.2 Der Wurm bohrt sich in einen Apfel

Gerade noch rechtzeitig erreicht er einen schönen roten Apfel, der am Ende des Zweiges in unserer rechten Handfläche liegt. Der Wurm ist glücklich und bohrt sich sofort in den Apfel. Die *Linke* macht eine Faust, streckt den *Daumen* und *bohrt:* richtig aus dem Handgelenk heraus wie eine Bohrmaschine. Der Daumen wird allmählich müde, zieht sich zurück. An seine Stelle tritt der *Zeigefinger,* bohrt und bohrt - bis er müde wird. Auch er zieht sich zurück, und der *Mittelfinger* geht ans Werk. Dann kommt der *Ringfinger* an die Reihe. Er ist ein bißchen faul und will sich nicht richtig strecken. Aber er muß - so gut er es kann - und auch er bohrt, bis er müde wird und vom *Kleinfinger* abgelöst wird. Bald kann auch der Kleinfinger nicht mehr.

Den jeweiligen Finger richtig durchstrecken und aus dem Handgelenk drehen!

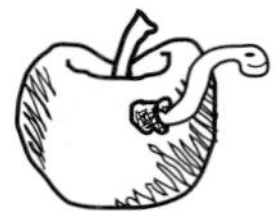

Der Wurm bohrt sich in einen Apfel.

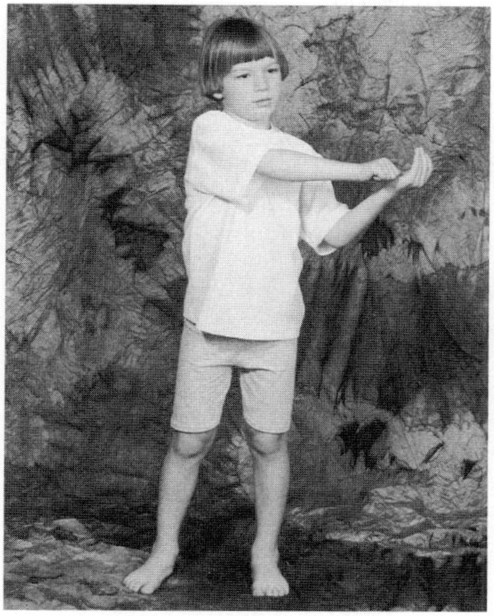

Die Hand macht eine Faust, der Daumen beginnt zu bohren.

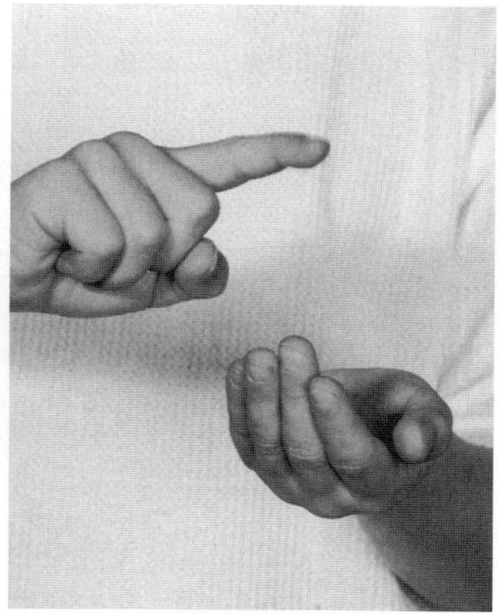

Jetzt bohrt der Zeigefinger.

Darum wechseln wir die Hände und fangen mit dem *rechten Daumen* zu bohren an - ordentlich aus dem Handgelenk heraus! Der Daumen zieht sich zurück, der *Zeigefinger* tritt an seine Stelle und strengt sich an, bis er nicht mehr kann. Der *Mittelfinger* muß an seine Stelle treten. Nach ihm kommt der faule *Ringfinger,* der sich besonders strecken muß - und zum Schluß der *Kleinfinger.*

Der Wurm befindet sich jetzt in der dunklen Tiefe des Apfels. Nun ist er satt und sehnt sich nach Sonne und Unterhaltung. "Wenn ich nur herausschauen könnte", denkt er, und - gerade in dem Augenblick bricht er durch die Schale. Mit *Daumen und Zeigefinger der linken Hand* bilden wir einen Kreis als Fenster. Durch dieses Fenster schaut der Wurm hinaus. "Wie schön die Sonne ist!"

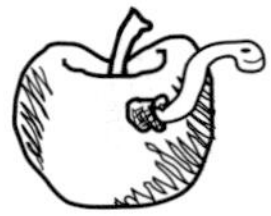

Der Wurm durchbricht die Schale und schaut aus dem Apfel heraus.

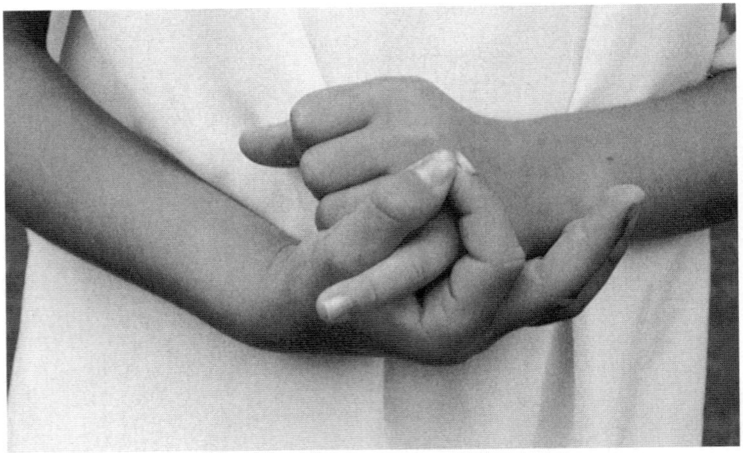

Dann schaut er nach unten. Ein Wurm ist ein Erdbewohner. Er will wissen, was auf der Wiese passiert. Da er aber kurzsichtig ist wie alle Erdlinge, sieht er nur eine große, grüne Fläche. "Ich brauche eine Brille", sagt er und schaut sich um:

2.2.3. Der Wurm sucht seine Brille

Er *dreht seinen Kopf* langsam nach rechts und schaut so weit wie möglich nach hinten, dann dreht er seinen Kopf nach *links* und nochmals nach *rechts* und nach *links.*

Der Wurm dreht langsam seinen Kopf nach rechts und nach links.

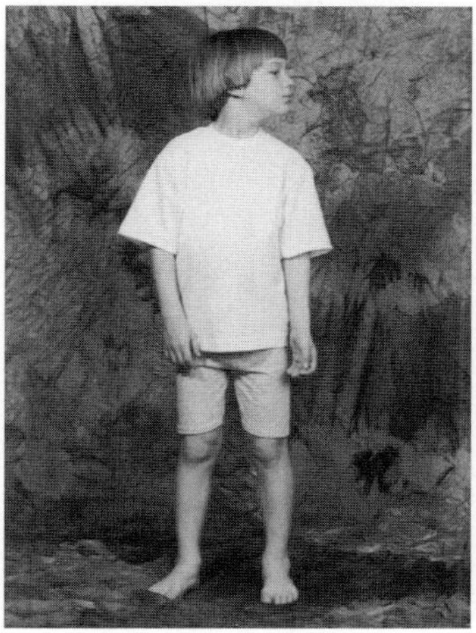

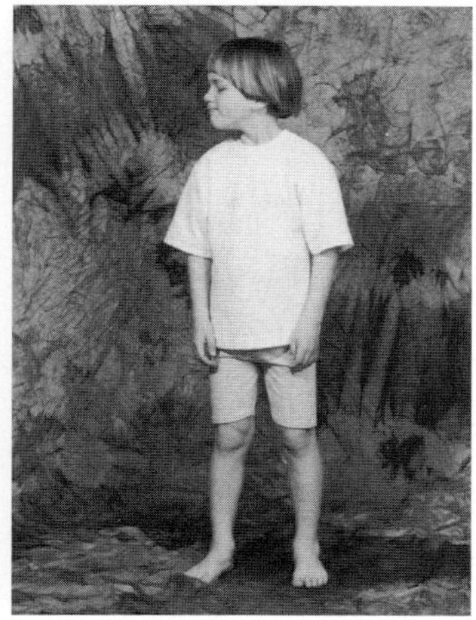

Jetzt hat er sie gefunden!

2.2.4. Der Wurm setzt seine Brille auf

Er setzt die Brille sofort auf. Die Kleinsten bilden die Brille so, daß sie mit Daumen und Zeigefinger einen Kreis machen und diesen um die Augen legen. Die Größeren machen es raffinierter: sie machen zunächst denselben Kreis, wenden dann aber die Handflächen weiter nach oben - bis es nicht mehr weiter geht! Die drei freien Finger haken sich unter dem Unterkiefer fest, und die "Fensterchen" aus Daumen und Zeigefinger legen sich um die Augen. Bei dieser Brille wird der obere Rand durch den Daumen gebildet.

Nicht leicht, aber die reiferen Würmer schaffen es!

Der Wurm setzt seine Brille auf

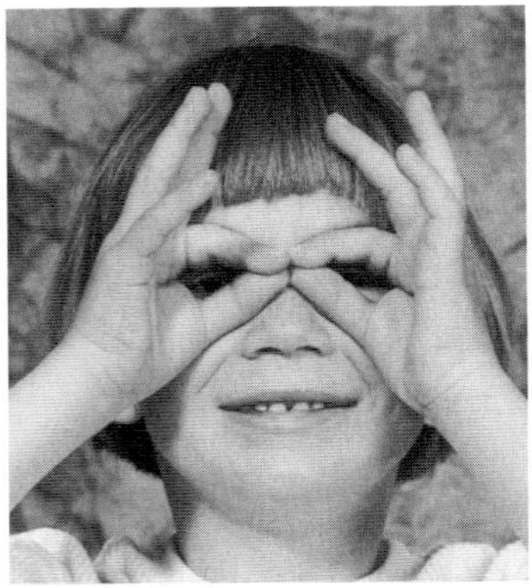

Die einfache Brille

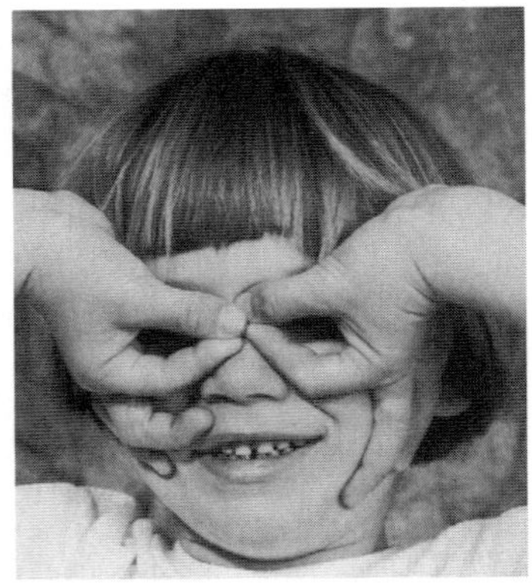

Die schwierigere Variante der Brille

Der Wurm schaut und staunt: Im Gras unter ihm findet gerade ein Raupenwettbewerb statt!

2.2.5. Der Raupenwettbewerb

Die Raupen - und das seid Ihr jetzt alle - stellen sich in einer Reihe auf. Sie werden sich wie der Wurm auf dem Apfelbaum bewegen, nur führen sie die Bewegungen mit ihren *Füßen* aus. Sie probieren jetzt noch schnell vor dem Start, wie es geht: den vorderen Teil der Füße heben, die Zehen ausstrecken, auf den Boden aufsetzen und sich mit den Zehen ansaugen, damit die Ferse nachgezogen wird.

Ja, es geht gut. Jetzt aufstellen - bald starten wir. Solange die Trommel schlägt, kriechen alle Raupen um die Wette. Wer am weitesten ist, wenn die Trommel aufhört, hat gewonnen. Dann stellen wir uns ganz schnell wieder in einer Reihe auf und kriechen rückwärts, solange wir die Rassel hören.

Wir beginnen: Auf die Plätze, fertig, los!

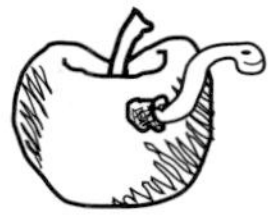

Nicht hüpfen - nicht schwindeln! Schneller, noch schneller! Ausgezeichnet! Wir merken uns die Sieger!

Ganz schnell jetzt wieder zum *Rückwärtslauf* aufstellen! Seid Ihr bereit? Auf die Plätze, fertig, los! Prima, gut geht es, noch einen Augenblick kämpfen! Sehr gut!

Der Wurm staunt, wie toll das alles auf der Wiese unter ihm abläuft.

Der Raupenwettbewerb

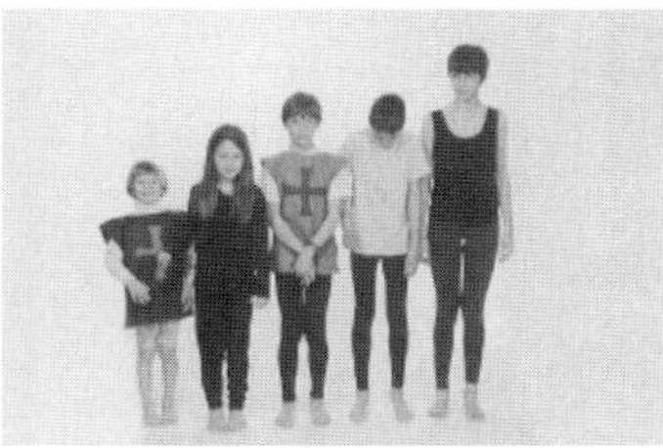

Die Raupen kriechen um die Wette.

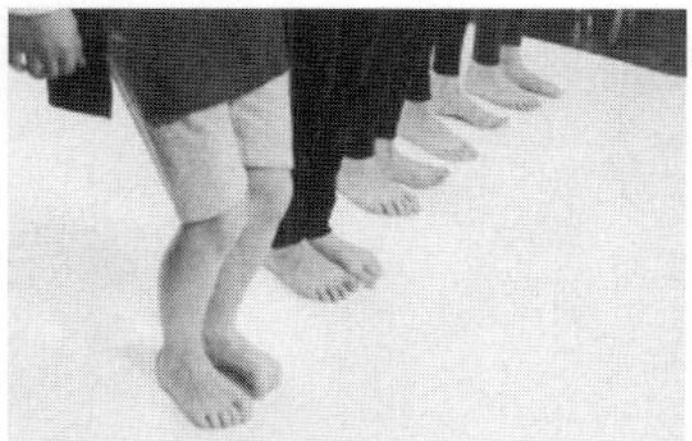

Detailaufnahme kurz nach dem Start

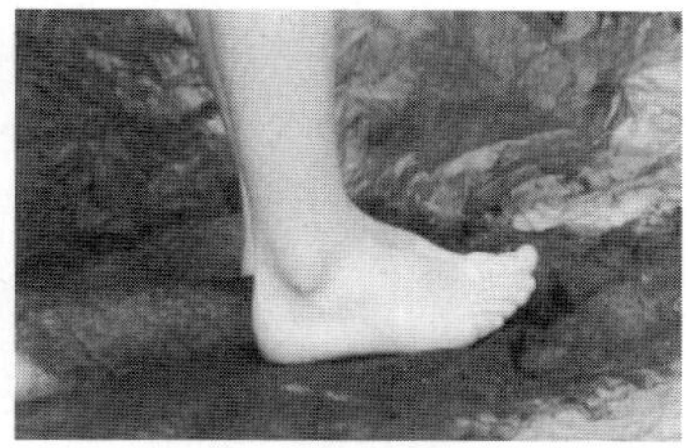

Der vordere Teil der Füße wird angehoben, die Zehen werden ausgestreckt.

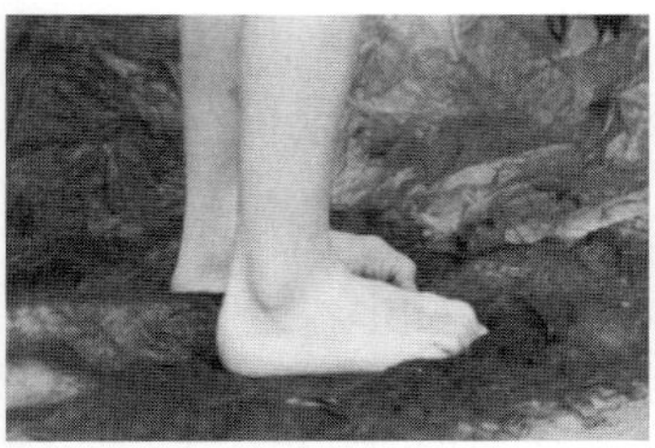

Die Zehen saugen sich an, damit die Ferse nachgezogen wird.

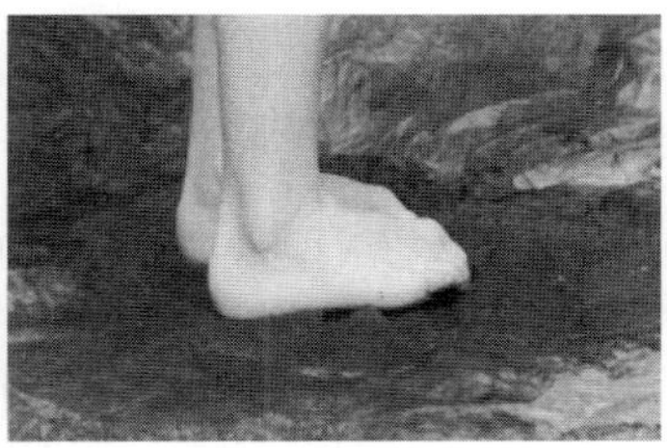

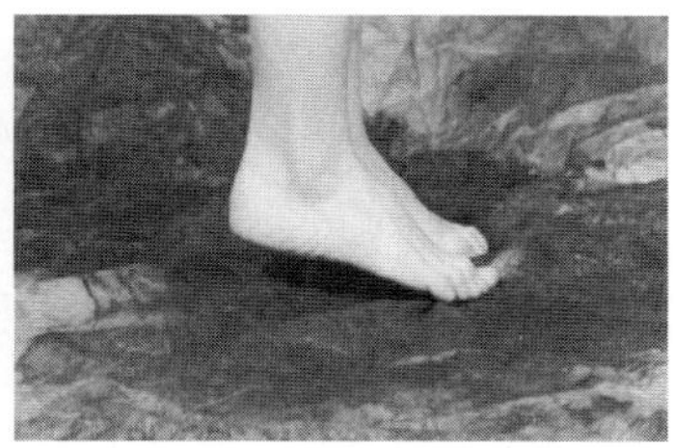

Der Rückwärtslauf

Der Wurm ist voller Bewunderung. "Jetzt kommt die Preisverteilung", denkt er sich. Da täuscht er sich aber!

Die Raupen werden plötzlich furchtbar müde. Sie legen sich hin, rollen sich ein und fallen in einen tiefen Schlaf.

Die Raupen verpuppen sich

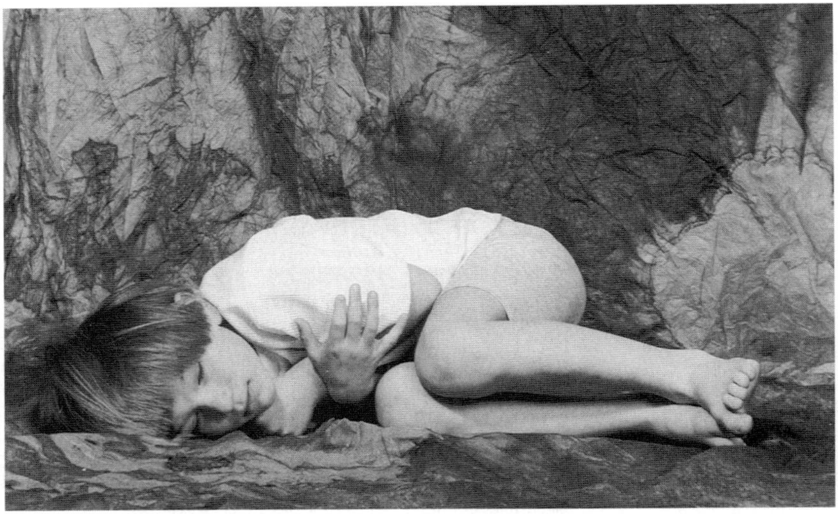

Auch der Wurm wird nun müde, rollt sich in seinem Apfel zusammen und schläft ein.

2.2.6. Der Traum der Puppen und der Flug der Schmetterlinge

Alle träumen. Sie sehen eine bunte Wiese. Die Sonne scheint, und ein lauer Wind streicht über die Schläfer hin. Die Blumen öffnen weit ihre Kelche und sammeln die warmen Strahlen. Mit ihrem süßen Duft locken sie die Bienen, die Honig und Blütenpollen sammeln und die Hummeln, die wie betrunken herumkrabbeln. Die ganze Wiese summt und riecht und strahlt. Der Wurm träumt von gelben Flügeln, die Raupen träumen, daß sie bunte Schmetterlinge werden.

Allmählich erwachen alle. Sie dehnen und strecken sich und merken plötzlich, daß ihr *Traum wahr geworden ist.* Sie stehen auf, weiten ihre Flügel und erheben sich in die Luft. Es ist herrlich, so leicht zu sein und in der Luft zu schweben, die Flügel zu bewegen und zu spüren, wie der weiche Wind sie trägt.

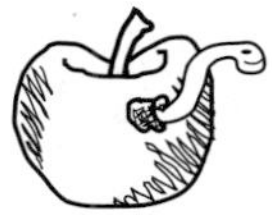

Der Schmetterling

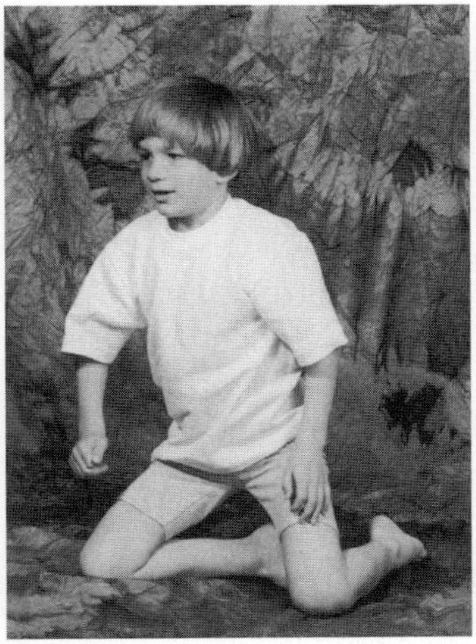

Die Raupen erwachen und stehen langsam auf.

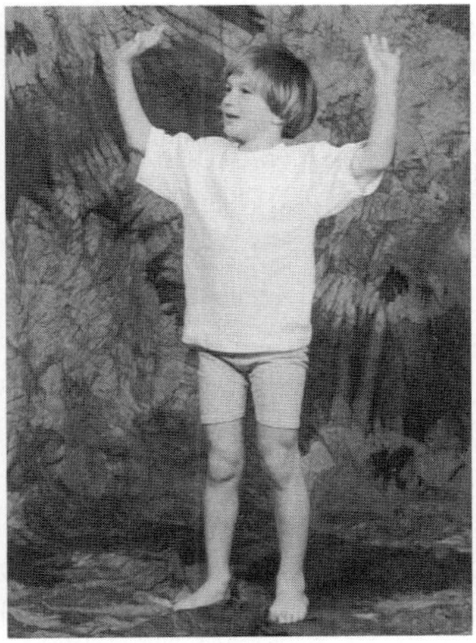

Sie weiten ihre Flügel und erheben sich.

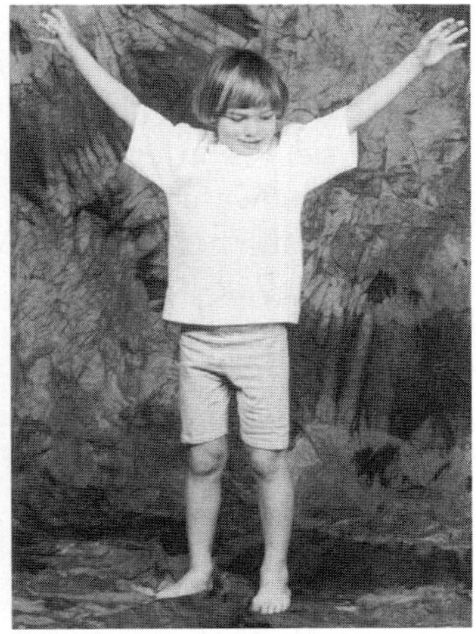

Es ist herrlich, die Flügel zu bewegen und zu spüren, wie der weiche Wind sie trägt.

"Der Wurm im Apfel" ist eine heißgeliebte Geschichte. Sie birgt vieles - für Kleinkinder wie für Erwachsene.

Sie enthält v.a. Übungen der Hände, Finger, Füße und Zehen. Dadurch wird die Feinmotorik der Kinder trainiert. Energie wird aktiviert. Ungleichgewichte zwischen den Energiebahnen werden ausgeglichen, weil alle, mit Ausnahme des Lenker- und Konzeptionsgefäßes, neben den Nagelwurzeln beginnen oder enden. Handgelenks-, und Fingerübungen gehören zu den wichtigsten energetischen Übungen überhaupt. Sicher reiben Sie manchmal die Finger oder die Hände gegeneinander, wenn Sie müde sind, ohne zu wissen, daß Sie damit eine Qigong-Übung machen.

Stellen Sie sich vor, daß sogar die Verlegenheitshandlung des "Daumendrehens" eine energetisch sinnvolle Tätigkeit ist! Durch die Übungen der Handflächen steigern wir die Fühligkeit der "Handherzen", der energetischen Aufnahmestellen und Speicher der Hände.

Man kann gar nicht genug Hand- und Fingerübungen lernen und erfinden!

Die Hand, die von der einen Seite zur anderen wandert, schafft sogar die energetische Querverbindung, die unsere Hirn- und Körperhälften so nötig haben.

Noch weniger als an unsere Finger und Hände denken wir im Alltag an unsere Füße und Zehen. Füße werden heute nur noch als unsere Träger und Fortbewegungsmittel genützt. Früher wußte man noch ein bißchen mehr über die Bedeutung der Füße und pflegte und achtete sie. Wenn ein Gast ins Haus kam, wurden seine Füße gewaschen und gesalbt. Die biblische Fußwaschung ist nicht nur ein Akt der Demut und der Zuneigung, sondern auch eine energetische Handlung. Waschen Sie am Abend Ihre Füße, massieren Sie sie, reiben Sie die "Sprudelnde Quelle" (auch "Fußherz" genannt), die sich in der Mitte zwischen dem Großzehen- und Kleinzehenballen befindet. Ziehen und zwicken Sie Ihre Zehen und massieren Sie die "Schwimmhäute". Reiben Sie das Gebiet zwischen Fußsohle und Sprunggelenk. Salben Sie dann Ihre Füße mit einer wohlriechenden Creme. Nach dem ersten Fuß machen Sie kurz halt, setzen beide Füße vor sich hin und fühlen Sie sich in sie hinein. Nehmen Sie den Unterschied wahr und behandeln Sie dann den anderen Fuß. Setzen Sie wiederum beide Füße vor sich hin und kosten Sie die Wohltat aus. Massieren Sie sich die Füße auch gegenseitig. Sie werden es genießen, denn es tut unbeschreiblich gut. Auch im Kindergarten läßt sich das ganz zwanglos verwirklichen. Sie brauchen die Kinder nur barfuß draußen spielen lassen und schon ist die Fußwaschung eine selbstverständliche Notwendigkeit. Lassen Sie die Kinder paarweise sich gegenseitig die Füße massieren, und Sie erleben eine quietschvergnügte Schar!

Die Raupenübung ist eine der besten und einfachsten Übungen für Füße und Zehen sowohl in energetischer als auch in orthopädischer Hinsicht. Knick- und Senk-Spreizfüße werden nachhaltig nur aktiv geheilt wie z.B. durch unsere Raupenübung. Passive Korrekturen einer Fehlstellung durch Einlagen verschlechtern eher den Zustand, weil sie die Muskulatur erschlaffen lassen. Die Raupenübung kann jederzeit ohne Wurmübung durchgeführt werden. Platz dafür ist immer vorhanden, z.B. von der Raumschwelle zur Puppenecke oder zur Umkleidebank.

Sie können den Langsameren helfen: Geben Sie ihnen das Vorstellungsbild, daß ihre Füße ganz groß geworden sind, viel größer als die Füße der anderen, und daß sie darum die anderen mit Leichtigkeit überholen können. Die Vorstellung ist nie eine bloße Vorstellung; sie schafft Wirklichkeit, oder noch besser gesagt: die Vorstellung ist Wirklichkeit.

Es sollen aber nicht nur Bewegungsübungen praktiziert werden. Auch Übungen aus dem Stillen Qigong sind wichtig. Zu ihnen gehört der "Traum der verpuppten Raupen". Es handelt sich um eine kurze Bildmeditation, in der alle Sinne gesammelt sind. Solche Bilder steigern die Wahrnehmungsfähigkeit und Konzentration und befreien von der bedrückenden Enge des Alltags ohne in eine Scheinwelt zu führen. Vielmehr wird der Alltag auf seinen Nenner gebracht. Es wird ein Bild des Lebens gegeben, das im Alltag nur verschüttet war. Bildmeditationen sind wichtige Elemente aller Übungszyklen.

Je schneller das Lebenstempo, umso mehr brauchen wir solche Übungen.

Der Schmetterling mit seinen befreienden Bewegungen krönt die Übungsfolge. Die Bewegungen sind langsam und weich. Der Schmetterling ist leicht, leichter als eine Feder. Er genießt seine Leichtigkeit und tanzt in der Luft.

Alle Übungen können, wenn die Zeit fehlt, auch einzeln geübt werden. Ergiebiger ist natürlich die Folge in ihrer Gesamtheit. Sie erst erlaubt es, den ganzen Weg der Verwandlung vom Ei bis zum Schmetterling zu gehen, auf jeder Station etwas abzulegen und neu zu werden. Im Ei eingerollt befinden wir uns in der Welt des Gefühls und der Ahnung. Wir tun nichts. Wir gehen ganz im Empfangen und Wahrnehmen auf. Mit Spannung erwarten wir den Augenblick der Entscheidung. Mit dem Wurm erkunden wir unsere Welt und ihre Weite, die sich zwischen den Astenden erstrecken. Wir erfahren die Freiheit der Bewegung, aber lernen auch die Mühen, nämlich die Arbeit des Bohrens, kennen. Wir erfahren die Sonne und auch die Dunkelheit. Wir verpuppen uns, ruhen und lassen die große Veränderung geschehen. In der Puppe lassen wir alles Steife und Hölzerne zurück. Unsere Probleme, Schwierigkeiten und Sorgen bleiben dort. Durch Ruhe und Gelassenheit in der Zeit der Verpuppung und nicht durch Kampf und Willensstärke, werden wir in das nächste Stadium geführt, in dem wir mit Flügeln der Freiheit beschenkt werden.

Durch den ganzen Zyklus spüren wir, wie wir uns ändern. In der Entwicklung der Raupe erfahren wir den wesentlichen Grundzug des Lebens: Alles ist Veränderung. "Alles wandelt sich, nichts vergeht, ...es ist nichts in der ganzen Welt, was Bestand hat... Alles fließt, es bildet sich wechselnd jede Erscheinung. Selbst die Zeit, auch sie entgleitet in steter Bewegung – gleich wie der Fluß..." (Ovid, *Metamorphosen,* XV. Kapitel).

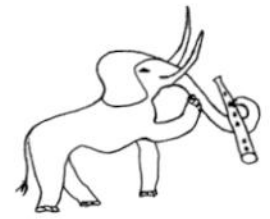

2.3. Linda und der Elofant

2.3.1. Linda spielt Flöte

Sitzend oder stehend hören wir: Weit weg von uns, am Rande des Regenwaldes, wohnt ein kleines Mädchen namens Linda. Wenn ihr Vater auf die Jagd geht, ist Linda alleine. Sie springt Schmetterlingen nach, spielt mit Fröschen an einem Bach und beobachtet von einer kleinen Brücke aus, die ihr Papa für sie gebaut hat, Schlangenkinder. Sie liegen meist in ihrem Nest und lassen sich von der Sonne streicheln.

Einmal nimmt Linda ihre Flöte mit. Sie stellt sich auf die Brücke und spielt.

Wir heben die Hände und "spielen Flöte": eine kleine Fingerübung.

2.3.2. Der Schlangentanz

Da sieht sie, wie die kleinen Schlangen erwachen und sich erheben. Das gefällt ihr, und von nun an nimmt sie immer ihre Flöte mit und spielt den kleinen Schlangen vor. Sie erheben und winden sich. Sie lieben die Musik und tanzen im Takt zu Lindas Flötenlied.

Linda spielt Flöte, und die kleinen Schlangen winden sich zu ihrer Musik

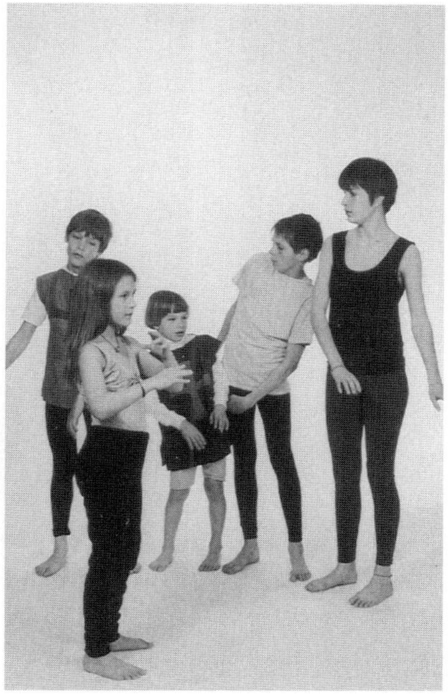

Linda bewegt sich wie die kleinen Schlangen. Es ist ihr gemeinsamer Schlangentanz. Auch wir möchten mittanzen. Wir stellen uns wie Linda hin: die Füße sind in Schulterbreite, die Fußspitzen sind leicht nach außen gewendet. Wir lockern den ganzen Körper, lassen die Schultern hängen und beginnen, uns von unten nach oben wellenartig zu bewegen.

Ihr wißt doch alle, wie sich Schlangen bewegen!

Der Schlangentanz

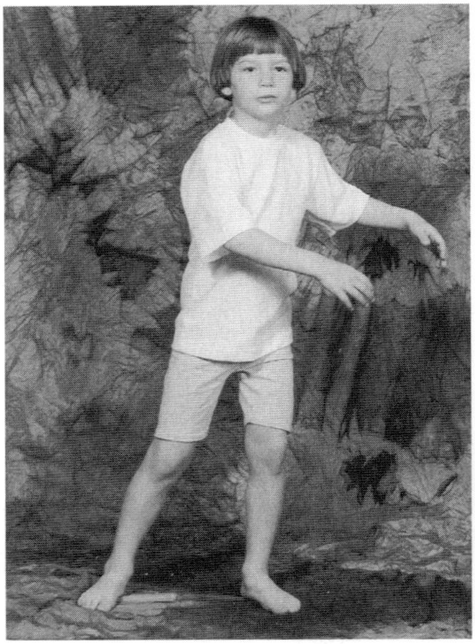

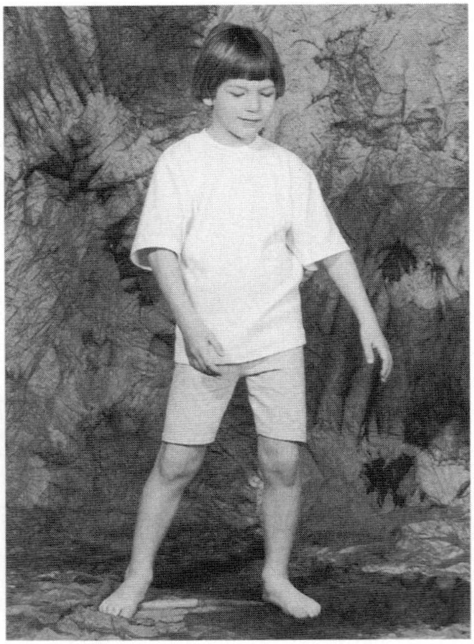

Das macht Ihr aber gut. Auch den Hals noch richtig lockern! Unsere Wirbelsäule ist nämlich so gebaut, daß wir uns geschmeidig wie Schlangen bewegen können, nur müssen wir es üben, sonst rosten wir ein und werden steif. Das passiert uns nicht, wenn wir jeden Tag mit den Schlangenkindern tanzen.

Wir winden uns noch eine Weile. Linda fühlt sich schon richtig wie eine Schlange. Am geschmeidigsten ist sie, wenn sie lächelt. Versuchen wir jetzt zu lächeln und lächelnd wie Schlangen zu zischen?

Mit den zischenden Lauten wird negative und überflüssige Energie abgeleitet. Die Kinder dürfen nicht nur lächeln, sondern auch lachen. Lachen ist Medizin.

Macht jetzt Eure Augen zu und schaut mit Eurem inneren Blick zur Wirbelsäule hin! Seht Ihr, wie sie sich windet? Ist sie nicht eine Schlange?

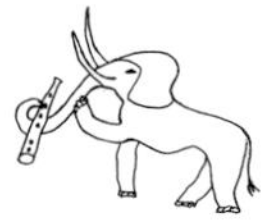

Es handelt sich um die zweite Basisübung aus dem ChanMi-Qigong, die aus schlangenartigen Bewegungen der Wirbelsäule besteht. Diese harmonischen Bewegungen der Wirbelsäule aktivieren unvergleichlich viel Energie.

Die nach außen gewendeten Fußspitzen sind eine Eigenart des ChanMi-Qigong. Die Bewegung geht von der Wirbelsäule und nicht von den Händen aus. Die Erwachsenen steigen dabei mit ihrem "inneren Blick" systematisch durch die Wirbelsäule hindurch - von dem untersten Steißbeinwirbel bis zu dem höchsten Halswirbel und wieder zurück. Wo der innere Blick hinschaut, da leuchtet alles auf, als ob er eine Laterne wäre. Zu den Stellen, die nicht licht werden, kehren wir immer wieder zurück, ohne daß wir versuchen, das Licht zu "erzwingen". Diese Übung hat auf Kinder wie auf Erwachsene eine sehr harmonisierende Wirkung.

Linda staunt so sehr über ihre Wirbelsäulenschlange, daß ihr die Flöte aus der Hand gleitet und ins Wasser fällt.

"Ach, meine Flöte!" seufzt Linda. "Mein Papa hat sie für mich gemacht!" Sie würde sie gerne herausholen, aber Linda darf nicht alleine ins Wasser gehen! Sie weiß, das Wasser ist gefährlich. Sie denkt sich: "Wenn nur mein Elofant hier wäre"!

Wie sie sich umblickt, steht er schon hinter ihr. Es ist ein großer Elefant! Sie hat ihn gar nicht kommen hören, weil er trotz seiner Größe und Schwere ganz leise gehen kann. Er ist Lindas alter Freund. Früher arbeitete er mit Lindas Papa im Urwald, aber seit einigen Jahren ist er wieder frei. Jeden Tag kommt er zur Tränke. Er kennt Linda seit ihrer Geburt. Lindas Papa hat ihn "Krummzahn" genannt, weil sein linker Stoßzahn besonders krumm ist. Linda nannte ihn "Elofant", weil sie damals noch nicht richtig sprechen konnte - und der Name ist ihm geblieben.

Der Elofant versteht sofort, worum es geht und holt mit seinem Rüssel die Flöte wieder aus dem Wasser.

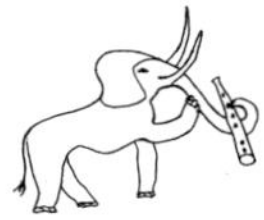

Linda aber ist immer noch traurig. Die Flöte ist stumm, weil sie naß ist. Sie weint. Der Elofant redet ihr zu: "Sei nicht traurig, liebe Linda, lege sie in den Schatten und laß sie trocknen. Am Abend kannst Du sicher wieder auf ihr spielen."

Überlassen Sie es den Kindern, ob sie das folgende Stück mit Bewegungen begleiten wollen, oder ob sie nur zuhören möchten.

Damit Linda nicht weiterweint, pflückt er ihr Orangen und macht allerlei Kunststücke.

2.3.3. Der Elofant bildet seinen Rüssel

Nun beginnt die Übung:

Wir alle sind jetzt Elofanten. Wir sind groß und schwer und stehen wohlverankert auf dem Boden.

Die Füße sind wieder in Schulterbreite und stehen wie zwei Schienen gerade nebeneinander. Die Knie sind leicht - nur ganz leicht - gebeugt. Dadurch können wir den Hintern besser einziehen. Der Elofantenrücken ist nämlich ganz gerade. Er macht kein Hohlkreuz. Das gibt dem Elofanten seinen guten Halt. Er ist unumstoßbar.

Die Arme bilden den Rüssel des Elofanten.

Wir heben sie seitlich bis in Brusthöhe und führen die Handflächen zueinander. Kurz bevor sie aufeinanderstoßen, wenden wir die Handflächen so, daß sie nach vorne schauen. Die Hände überkreuzen sich. Wir drehen die Hände weiter, so daß die Handflächen zueinander schauen. Die Finger durchdringen sich. Jetzt haben wir den Rüssel gebildet und sind richtige Elofanten geworden!

Der Elofant bildet seinen Rüssel

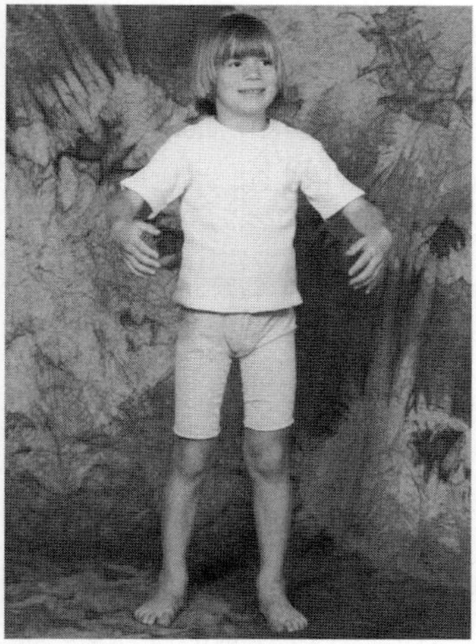

Wir erheben die Hände seitlich und führen sie vor dem Körper zusammen.

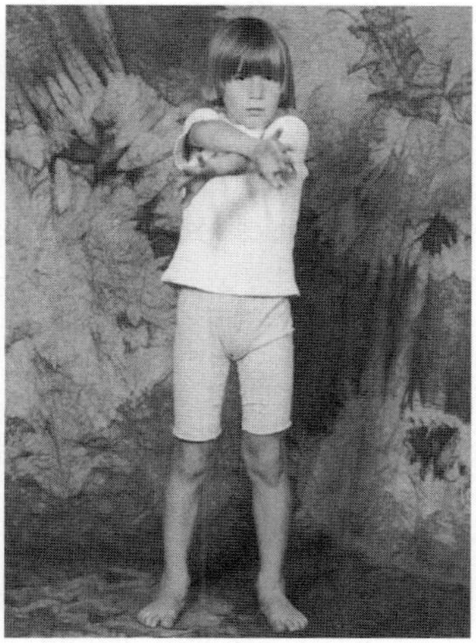

Die Hände überkreuzen sich, die Handflächen wenden sich einander zu.

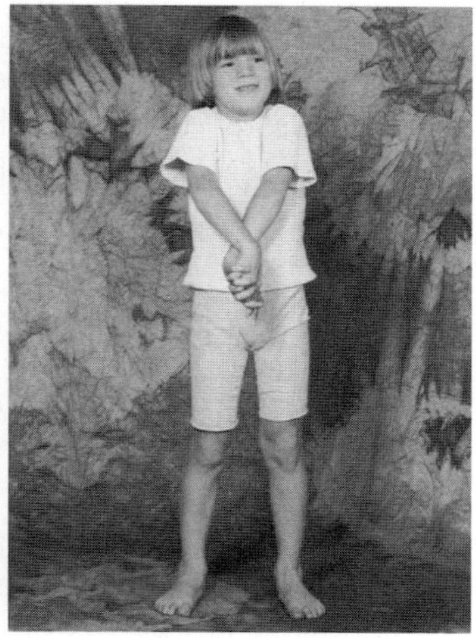

Die Finger durchdringen sich. Jetzt ist der Rüssel gebildet.

2.3.4. Der Elofant pflückt Orangen

Er hebt seinen Rüssel nach oben, stellt sich auf die Zehenspitzen und streckt sich in die Höhe, so gut er kann.

Dabei pflückt er eine Orange. Er macht es so, daß er mit den verschränkten Händen hin- und herwackelt, d.h. während sich das linke Handgelenk beugt, streckt sich das rechte und umgekehrt. Dann senkt er den Rüssel und reicht Linda die Frucht.

Nun pflückt er für sich. Er hebt wie zuvor seinen Rüssel nach oben, stellt sich auf die Zehenspitzen und streckt sich. Wieder pflückt er eine Apfelsine durch Beugen und Strecken der Handgelenke und führt den Rüssel zu seinem eigenen Mund.

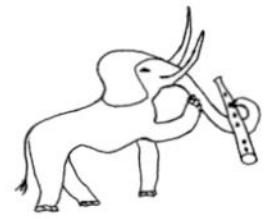

Dies machen wir so, daß wir die Ellbogen nicht senken, sondern nur beugen und die verschränkten Hände zum Mund führen.

Der Elofant möchte weiterpflücken, weil er Apfelsinen liebt. Diesmal erhebt er seinen Rüssel nur bis in Höhe der Augen, stellt sich auf die Zehen und streckt sich nach vorne. Er pflückt auf die alte Weise und führt die Frucht zum Mund. Dann streckt er seinen Rüssel nach links oben, pflückt und ißt, dann nach rechts oben. Nochmals nach oben, nach links und zum Schluß nach rechts. Jetzt hat auch er genug.

Diese Übung vertreibt jede Art von Müdigkeit. Der Elofant soll sich richtig strecken, nicht nur nach oben, sondern auch schräg zu den Seiten. Das Beugen und Strecken der Handgelenke beim "Orangenpflücken" regt zusätzlich zu den langen Meridianen auch die kurzen an. Auch außerhalb dieser Übungen ist es gut, die Handgelenke zu beugen und zu strecken und mit ihnen zu kreisen. Schließen Sie die Hand um Ihr Handgelenk und fühlen Sie nach! Fassen Sie die Kinder an den Handgelenken und verweilen Sie so. Sie werden sehen, wie schnell sie ruhiger werden!

Der Elofant pflückt Orangen

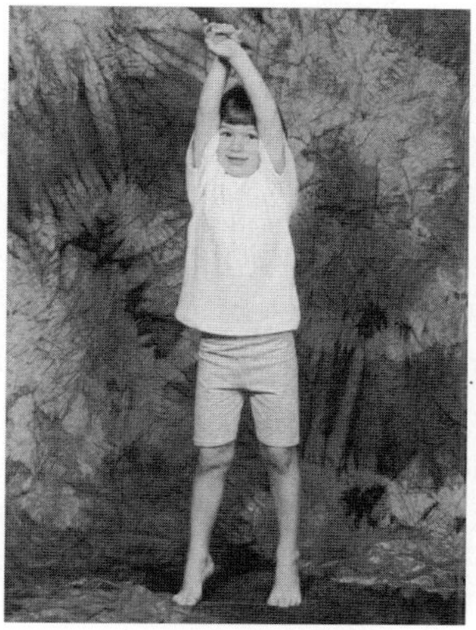

Der Elofant hebt seinen Rüssel nach oben, stellt sich auf die Zehenspitzen und streckt sich in die Höhe so gut er kann.

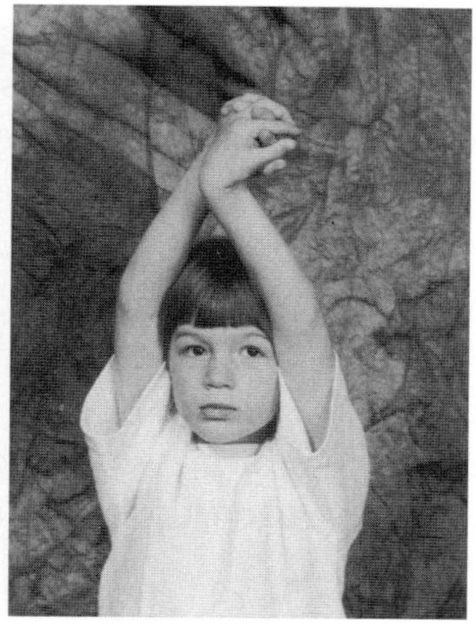

Er pflückt eine Orange: Während er das linke Handgelenk beugt, streckt er das rechte

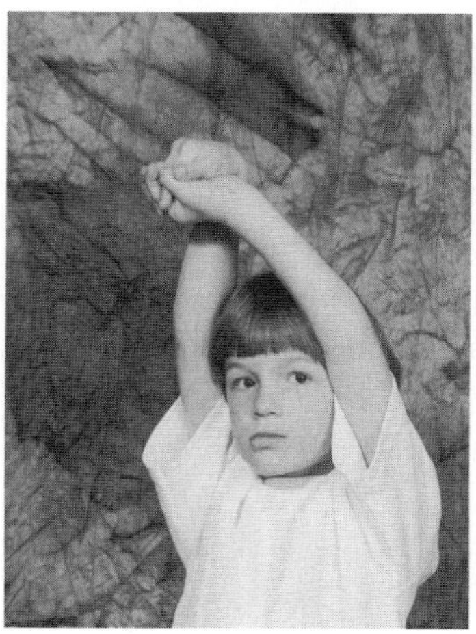

und umgekehrt.

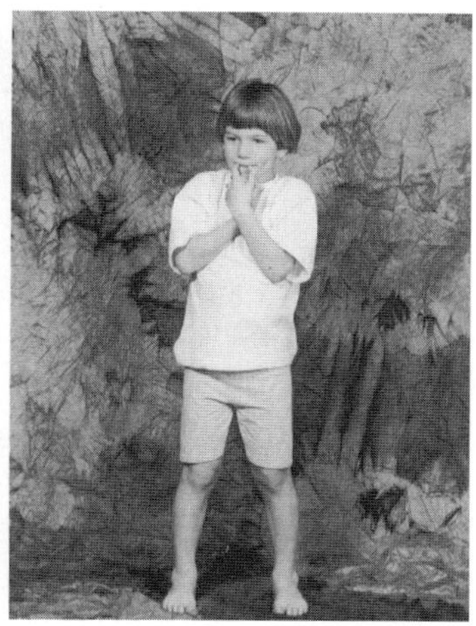

Dann senkt er den Rüssel und ißt die Orange.

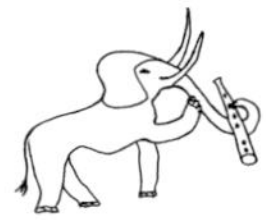

2.3.5. Der Elofant trinkt

Er läßt den Rüssel am Mund und beugt sich mit dem ganzen Körper vor. Nun senkt er seinen Rüssel und schöpft Wasser. Danach richtet er sich auf und beugt sich nach hinten. Der Rüssel bleibt dabei gestreckt. Dann führt er ihn zum Mund und trinkt.

Mit eingerolltem Rüssel beugt er sich wieder nach vorne, rollt seinen Rüssel aus und schöpft Wasser. Er erhebt sich wieder, beugt sich nach hinten und führt den Rüssel zum Mund. Er beugt sich wieder nach vorne, rollt seinen Rüssel aus, schöpft Wasser, erhebt sich und beugt sich nach hinten wie zuvor. Seine Bewegung gleicht einem Pumpbrunnen. Er ist so durstig, daß ihm ein Rüssel voll Wasser nicht genügt. Deswegen holt er immer wieder Wasser und führt es zu seinem Mund.

Der Elofant reiht sich in dieser Übung in den großen Kreislauf von Himmel und Erde ein. Er schöpft das Wasser - das Element, das den Yin-Aspekt der Erde verkörpert, trägt es hoch und führt damit die Yin-Energie durch den Körper zum Himmel hinauf. Immer, wenn die Arme hochsteigen, wenn sich die Hände dem Himmel zuwenden und wenn das Gesicht hinaufschaut, nehmen wir verstärkt Yang-Energie auf. Ein Teil der Yin-Energie wird dort abgegeben, ein Teil wird aber durch die Yang-Energie des Himmels verwandelt und bereichert. Wenn die Arme sinken, fließt die Yang-Energie durch den Körper hindurch in die Erde hinein. Der Energiefluß führt schlechte Energie vom Körper ab und versorgt ihn mit frischer Energie.

Die zum Rüssel verbundenen Hände bündeln die Energie und führen sie zum Mund - einer der wichtigsten Energiepforten des Körpers. Das Bild des Trinkens verstärkt die Energieaufnahme.

Dieser Kreislauf baut auch den müdesten Elofanten wieder auf.

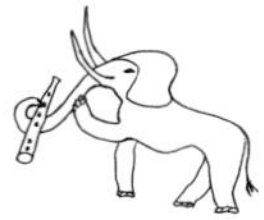

Der Elofant trinkt

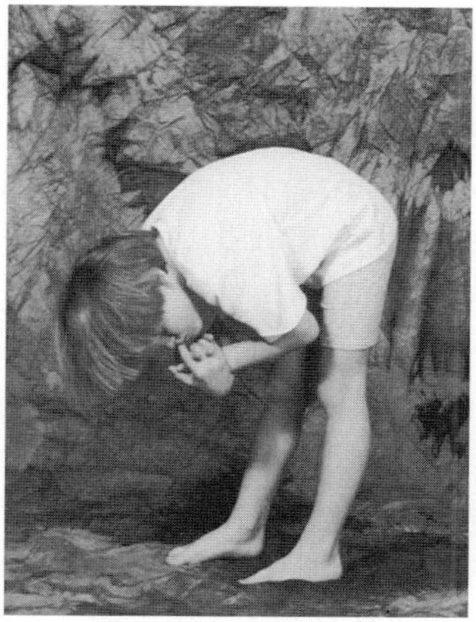

Er läßt den Rüssel am Mund und beugt sich mit dem ganzen Körper vor.

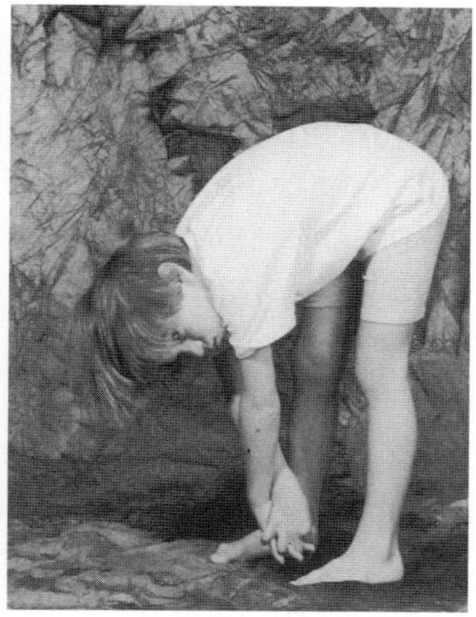

Nun senkt er seinen Rüssel und schöpft Wasser.

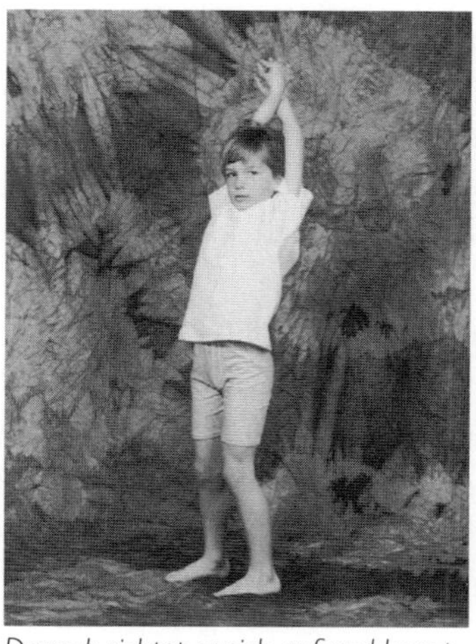

Danach richtet er sich auf und beugt sich nach hinten; der Rüssel bleibt dabei gestreckt.

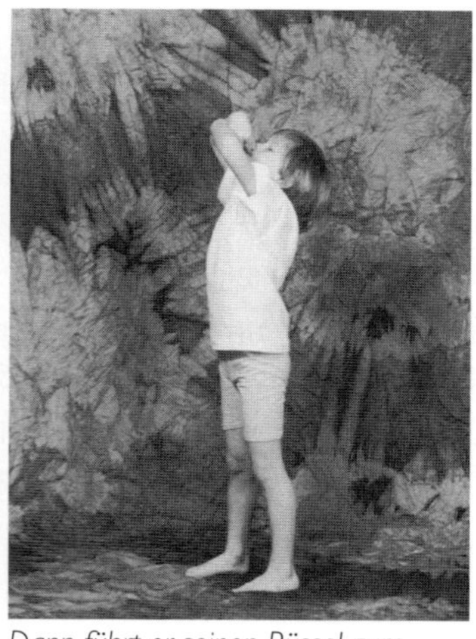

Dann führt er seinen Rüssel zum Mund und trinkt.

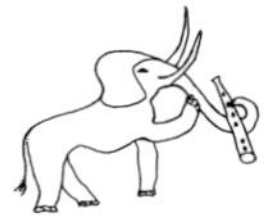

2.3.6. Der Elofant spiegelt sich im Wasser

Nun läßt er seinen Rüssel im Mund. Er ist ein Rüssellutscher. Die Ellbogen bilden jetzt seine Ohren. Sie sind groß und schwer und ziehen den Kopf mitsamt dem Oberkörper nach unten. Die Sonne ist heiß und der Elofant spürt, wie alle seine Muskeln weich und nachgiebig werden. Sein ganzer Körper erschlafft. Der Elofant genießt es und läßt seinen Oberkörper tiefer und tiefer sinken. Er spiegelt sich im Wasser und beobachtet, wie sich seine schweren Ohren der Wasserfläche nähern.

Nach einer Weile rollt er seinen Rüssel aus und richtet sich langsam auf. Er ist - wie Narziß - in seinen Anblick verliebt. Darum erhebt er sich ganz langsam - erst nur in der Hüfte, während der Oberkörper noch nach unten hängt. Danach erhebt sich der Brustkorb. Das Erheben beginnt mit den untersten Wirbeln und steigt immer höher. Zum Schluß hängt nur noch der Kopf. Der Nacken wird von der Sonne erwärmt, und die Augen blicken verliebt auf das eigene Gesicht, das sich im Wasser spiegelt. Dann erhebt sich auch noch der Kopf.

Diese einfache Übung ist für Kinder oft sehr schwierig. Sie erfordert Ruhe und Geduld und ein gewisses Gefühl für den eigenen Körper. Es geht um die fühlige Entspannung des ganzen Körpers. Der Körper soll seine eigene Schwere erfahren und ihr nachgeben. Das Bild der großen Elofantenohren soll die Schwere vermitteln, die "wärmende Sonne" soll den Körper geschmeidig und nachgiebig machen, so daß sich allmählich alle Muskeln entspannen und der Körper tiefer und tiefer sinkt.

Der Elofant richtet sich von unten auf und spürt jeden Wirbel. Der Nacken bleibt am längsten entspannt. Dies wird unterstützt durch die "Verliebtheit" in das eigene Bild.

Am Anfang sind wir zufrieden, wenn der kleine Elofant unten verweilt und sich langsam erhebt. Allmählich beginnt er, über dem Wasser zu hängen und zu beobachten, wie sich seine Riesenohren dem Wasser nähern. Das allmähliche Aufrichten erfordert eine gewisse Übung.

Der Elofant spiegelt sich im Wasser

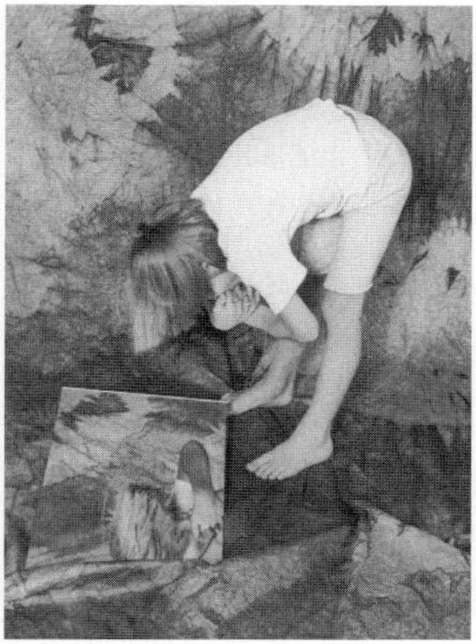

Der Elofant sieht sich im Wasser.

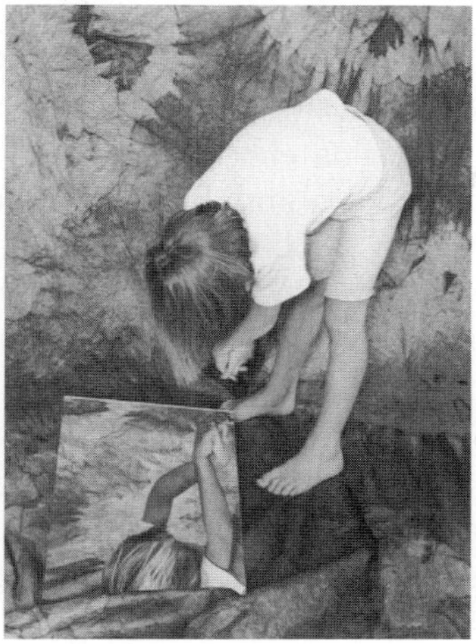

Er rollt seinen Rüssel aus und richtet sich langsam auf.

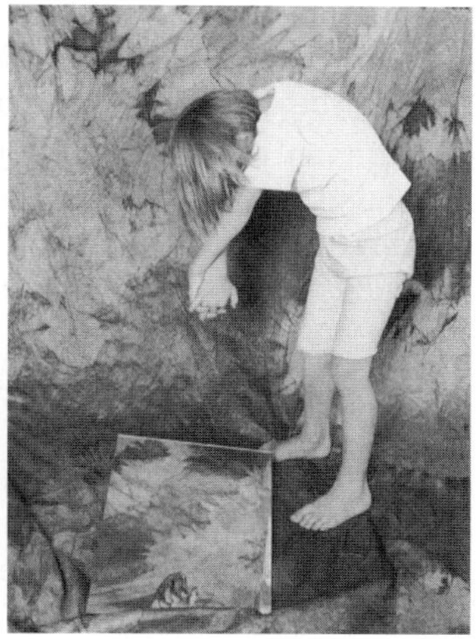

Nun erhebt sich der Brustkorb

2.3.7. Der Elofant malt eine Blume

Der Elofant schaut zu seiner kleinen Freundin und sieht, daß er sie vergessen hat, während er sich selbst im Wasser spiegelte.

"Sei nicht traurig, Linda, ich male Dir eine Blume!", sagt er und malt mit seinem Rüssel eine schöne Blume in die Luft. Das machen wir auch: Wir fangen unten an und malen mit dem Rüssel erst die Wurzeln, dann den aufstrebenden Stengel mit den Blättern und ganz oben den Blütenkelch, der die Sonnenstrahlen sammelt.

Diese Übung, die Bewegung mit meditativem Bild verbindet, gibt dem Kind die Möglichkeit zur freien Gestaltung. Die Blume bringt nicht nur der kleinen Linda, sondern auch allen kleinen malenden Elofanten viel Freude.

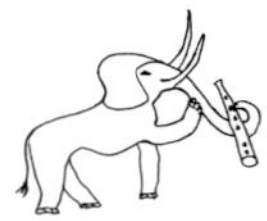

Übungen dieser Art sind sehr wichtig. Sie verbinden Entspannung, Meditation, Bewegung, energetische Übung und Kreativität.

Sie können sie mit den Kindern auch als einzelne Übung praktizieren und auch abwandeln. Heute malen Sie eine Blume, morgen einen Adler, übermorgen einen Tiger. Es empfiehlt sich, solche Übungen auch vor einer Malstunde durchzuführen.

Sie können überhaupt Qigong im Malunterricht einsetzen, entweder zur allgemeinen Entspannung kurz vor dem Unterricht, oder um gezielt ein Thema vorzubereiten. Dies machen Sie am besten in mehreren Schritten. Sie beginnen dabei stets mit der größten Bewegung. Mit jedem Schritt nimmt die Bewegung ab, bis sie fast nur noch geistig ausgeführt wird. Es ist ein Weg fortschreitender Verinnerlichung. Mit dem letzten Schritt geschieht die Transformation ins Bild.

Wenn Sie z.B. einen Baum als Thema haben, verwandeln Sie sich in diesen Baum, noch bevor er zu Papier gebracht ist. Sie kennen eine Baumübung aus dem "Paul-Pinguin"-Zyklus. Beginnen Sie mit ihr bereits einige Tage vor der Malstunde, so daß die Kinder Zeit haben, den Baum auch mit ihrem eigenen Körper zu erfahren und diese Erfahrung zu verinnerlichen. Sie spüren am eigenen Körper, wie die Wurzeln in die Erde dringen - und die Wurzeln haben Augen und sehen, wie die Erde innen ausschaut! Sie erheben auch ihre mächtigen Äste bis zum Himmel und nehmen den frischen Wind wahr, der sie biegt.

Sie können vor diese Übung noch eine kreative Übung einfügen, bei der die Kinder selber eine Baumübung nach ihrem Gefühl gestalten dürfen.

Der zweite Schritt besteht darin, mit den Händen - ähnlich dem malenden Elofanten - den Baum in der Luft vor dem Körper zu malen.

Den dritten Schritt führen Sie am besten unmittelbar, bevor die Kinder zum Malkasten greifen, aus. Sie malen diesmal den Baum geistig: Sie schließen die Augen, entspannen sich und malen mit ihrem inneren Blick. Der entspannte Körper darf dem Bild, das vor dem inneren Auge Gestalt gewinnt, mit kleinen Bewegungen folgen.

Ohne darüber zu sprechen gehen Sie dann zum vierten und letzten Schritt über und bringen all die Erfahrungen zu Papier.

Vergleichen Sie dann die Bilder mit und ohne unserer Vorbereitung!

Qigong wird zunehmend in Künstlerberufen praktiziert. Werke, die aus der Fülle geschaffen werden, haben eine größere "Ausstrahlung". Schauspieler, Musiker und Sänger gewinnen an Sicherheit auf der Bühne. Sprache schöpft ihre Kraft aus dem Schweigen. Das will geübt sein.

Qigong in den Künstlerberufen zu praktizieren ist bei uns in Europa ziemlich neu. Auf den 2. Deutschen Qigong Tagen in Bonn 1996 wurden zum ersten Mal Arbeitsgruppen gebildet, um die Wirkung von Qigong auf bestimmten Gebieten zu beobachten und festzuhalten. Wir sammeln die ersten Erfahrungen, arbeiten die Methodik aus, systematisieren. Was wir bislang erfahren haben, ist faszinierend.

Ich male Dir eine Blume

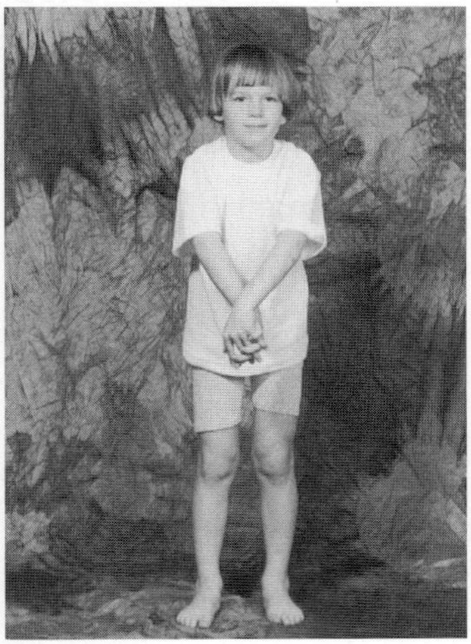

Der Elofant malt mit seinem Rüssel eine Blume in die Luft: unten die Wurzeln,

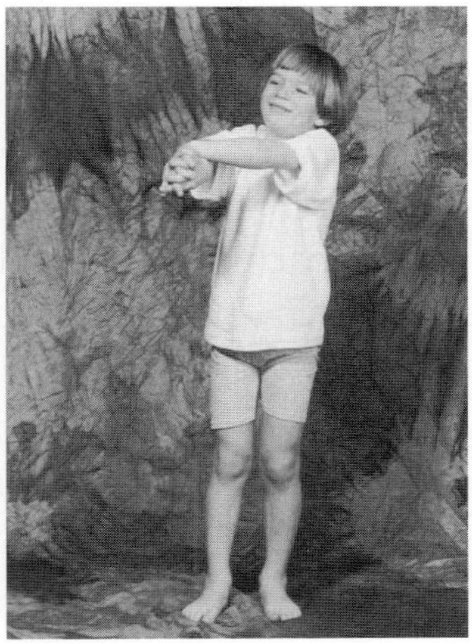

darüber die Blätter,

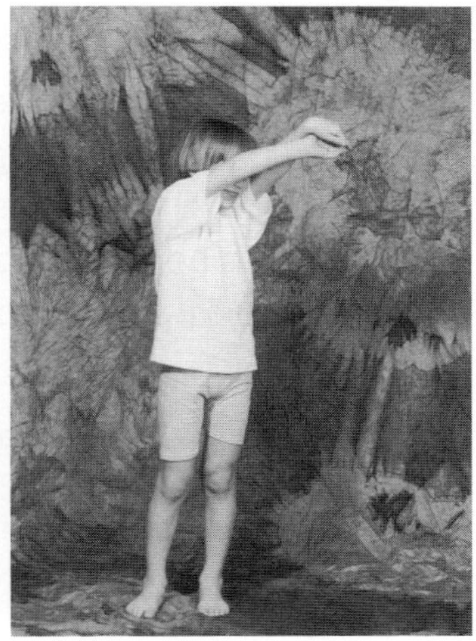

und ganz oben den Blütenkelch.

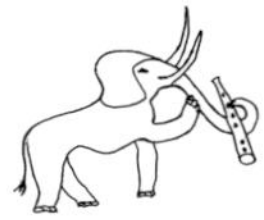

2.3.8. Der Elofant verspritzt Wasser in alle Richtungen

Linda lacht. Und damit sie weiter so fröhlich ist, verspritzt der Elofant Wasser in alle Richtungen.

Er beugt sich vor, rollt seinen Rüssel ins Wasser und beginnt, mit seinem ganzen Körper zu kreisen - nach links, nach oben, nach rechts und unten durchs Wasser hindurch und weiter nach links, nach oben, nach rechts und durchs Wasser hindurch und das noch zwei Mal. Dies macht er mit so viel Schwung, daß er dabei das Wasser bis zu Linda spritzt!

Jetzt macht er halt und beginnt in die andere Richtung zu kreisen, wiederum insgesamt vier Mal. Wir fangen miteinander an: nach rechts, nach oben, nach links und unten durch das Wasser hindurch; nach rechts, nach oben, nach links, durch das Wasser hindurch; nach rechts, nach oben, nach links und durch das Wasser hindurch - und zum letzten Mal - nach rechts, nach oben, nach links und ins Wasser hinein.

Auch mit dieser Übung schaltet sich der Elofant in den großen Kreislauf ein, nur werden hier die seitlichen Bewegungen mehr betont. Es ist eine aufbauende Übung mit Schwung, sehr beliebt bei den Kindern! Doch sollen die Kinder nicht toben, sonst verschwendet der Elofant seine Energie!

Der Elofant verspritzt Wasser in alle Richtungen

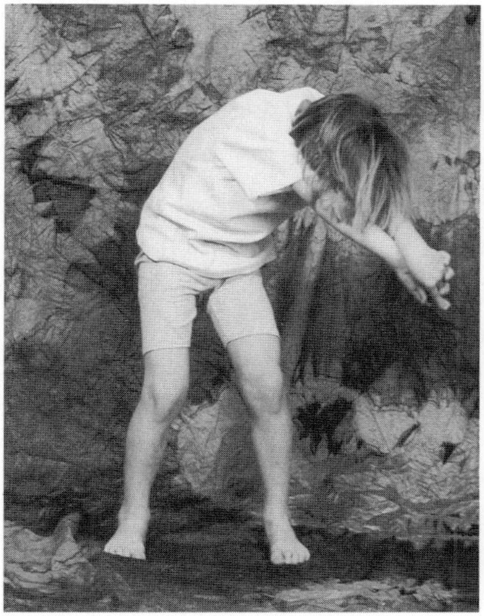

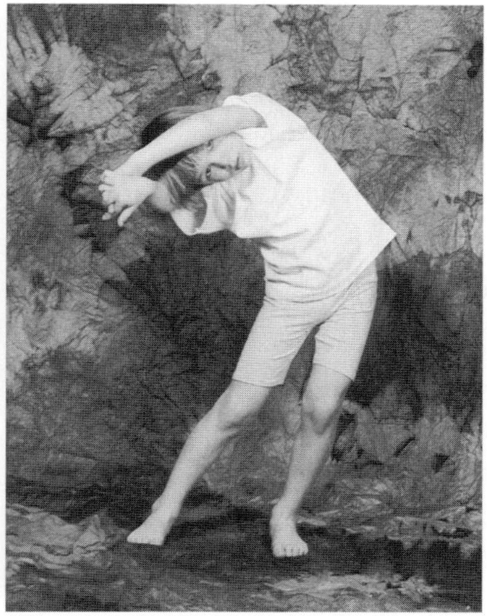

Linda strahlt jetzt mehr als die Sonne, die langsam zu sinken beginnt.

Der Elofant nimmt vorsichtig die Flöte mit seinem Rüssel und legt sie Linda in den Schoß.

Sie stellt sich auf die Brücke und spielt.

2.3.9. Der Schlangentanz

Wieder spielt Linda Flöte: Fingerübungen.

Die Schlangenkinder erwachen, erheben wellenartig ihre Leiber und tanzen im Takt zu Lindas Flötenlied. Auch der Elofant tanzt den Schlangentanz. Wir lassen uns mitreißen und wollen wie die Schlangenkinder unsere Körper bewegen.

Es werden dieselben Schlangenbewegungen der Wirbelsäule durchgeführt wie zuvor.

Bald ist Abend. "Langsam hören wir auf", sagt Elofant.

Die Schlangenkinder schlüpfen in ihr Nest. Linda und Elofant setzen sich kurz miteinander hin.

2.3.10. Die Sammlung

Die folgende Sammlung ist im Sitzen wie im Stehen möglich.

Sie sammeln den schönen gemeinsamen Tag in ihrem Innern. Das tun wir auch. Wir legen unsere Hände auf den Bauch, schließen die Augen und lassen vor unserem inneren Auge den Tag vorüberziehen. Dann schauen wir in unsere Mitte, d.h. in unseren Bauch hinein, sammeln dort die Tagesfülle und ruhen uns aus.

Wir öffnen die Augen und lächeln einander so an wie Linda den Elofanten und der Elofant Linda.

Morgen treffen wir uns wieder!

Die Sammlung und der neue Beginn

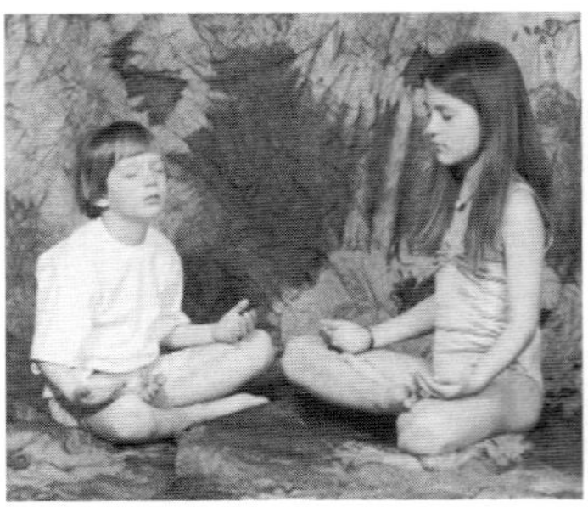

a/ Linda und der Elofant sammeln die Tagesfülle in ihre Mitte.

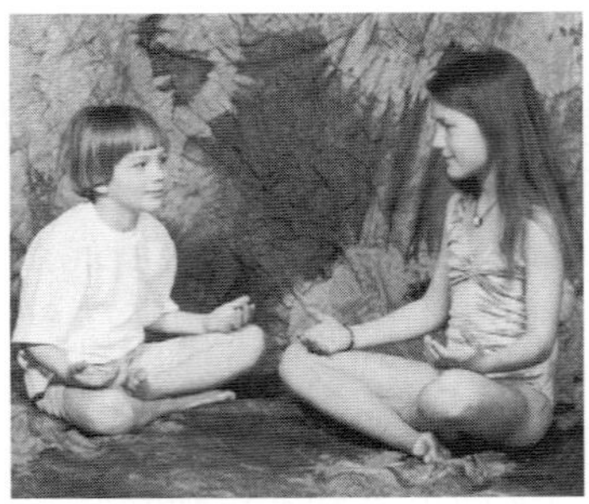

b/ Sie öffnen die Augen und lächeln einander an.

"Linda und Elofant" ist ein freudiges Stück, in dem sich die Kinder ausgiebig bewegen können. Die ChanMi-Qigong-Basis-Übungen stehen dem Urtanz sehr nahe und können spontan in ihn übergehen. Die Wirbelsäule tanzt und erhebt sich immer wieder wie eine Schlange

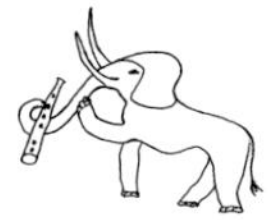

aus dem Boden. Schlange und Tanz sind in vielen Kulturen Symbole des Lebens, des Wissens, der schöpfenden Urkraft.

In der griechischen Kultur ist Tanz mit dem Beginn der Kunst verbunden. "Mimesis", das Grundwort für alle nachahmende Kunst, bedeutete urpsprünglich einen kultischen Tanz, bei dem nichts "abgebildet", sondern etwas im Augenblick erstmals sichtbar gemacht wird. Tanzend erfahren wir die Einheit mit uns selbst, dem Universum, mit Gott.

Ein altes Wort für Schlange ist "Wurm". Sie ist Inbegriff von "Erde", "Gelassenheit", "Yin". In der Weltwerdung erfüllt sie ihr Wesen im "Horchen", "Empfangen", "Intuition". Diese Aufgabe, heute wenig geschätzt, ist grundlegender als das "Wort", die "Musik", die "Struktur". Was wäre ein Wort ohne Ohr? - Jeden Sinns beraubt! Zum Glück hat unsere Sprache in dem Wort Sinn die Einheit von "Wahrnehmung" und "Bedeutung" bewahrt.

Linda verliert die Flöte vor lauter Horchen. Es hat ihr an der nötigen Vorsicht gefehlt. Ein klarer Unfall durch ein Ungleichgewicht: ein Übermaß an Yin!

Da hilft der Elofant - der Inbegriff der Ausgewogenheit! Er steht wohlverankert auf der Erde, streckt sich aber auch bis zum Himmel und pflückt die höchsten Früchte. Er stellt durch seine Besonnenheit die Ordnung wieder her. Durch seine Übungen, die durch ihre klare Struktur einen starken Yang-Anteil haben, bringt er Linda wieder ins Gleichgewicht.

Im abschließenden Schlangentanz wird die Ausgewogenheit von Yin und Yang gefeiert. Das Fest unseres Daseins kommt wieder in Fluß.

3. Kommentierte Übungsanleitungen der Kassette/CD "Paul Pinguin"

3.1 Die Ritter

Die Ritter stehen oder sitzen und hören der Geschichte zu, die von ihnen handelt

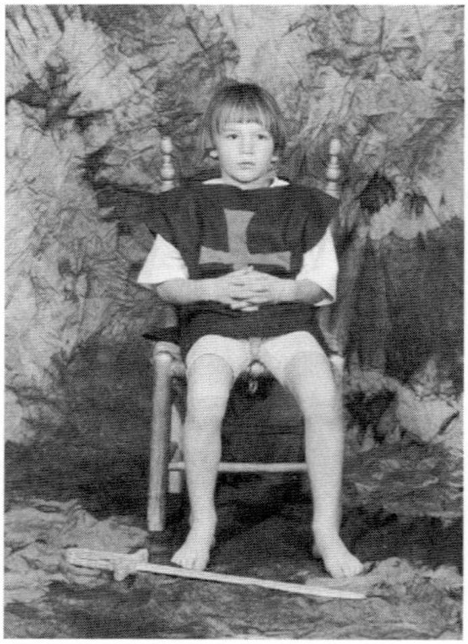

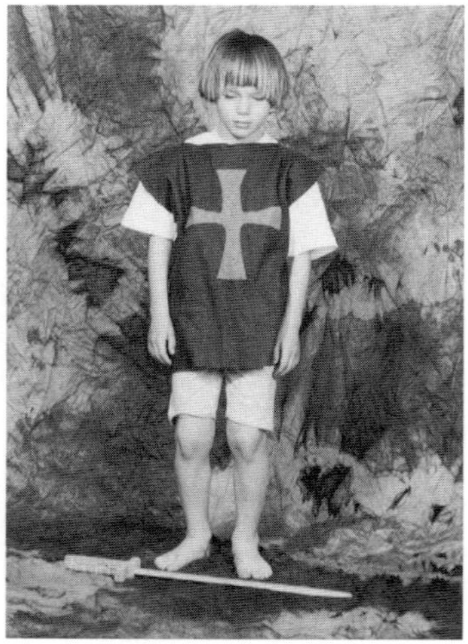

Alle horchen im Sitzen oder im Stehen: Wir alle sind jetzt Ritter und leben im Mittelalter. Das Leben war damals weder für die Prinzessinnen und Hofdamen noch für die Ritter ein Honiglecken. Nein, im Gegenteil: Es war meist hart, voller Bedrohung, Kampf und Kriege.

Um dem Leben auch ein bißchen Leichtigkeit zu geben, ersannen die Damen und die Ritter am Hof Spiele - nicht Schach- und Kartenspiele, denn die spielte man seit je, sondern Ritterspiele. Ein Burgfräulein stiftete einen Sperber - ein Sperber ist ein Raubvogel oder bestickte ein schönes Taschentuch als Preis, und

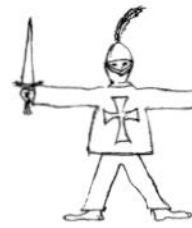

schon kamen die Ritter aus allen Richtungen zusammen und kämpften miteinander, auch wenn sie dabei ihr Leben verlieren sollten! Das waren Zeiten! Stellt Euch vor, daß man heute bei der Weltmeisterschaft im Boxen um einen Sperber oder um ein besticktes Taschentuch kämpft! Und dabei riskieren sie nur selten das Leben, höchstens ein paar Hirnzellen oder ein Ohr!

Aber auch wenn sich die Kavaliere von damals und heute gewaltig unterscheiden, haben sie doch eines gemeinsam: das harte Üben, denn Übung macht den Meister.

Wir möchten hier jetzt nicht wie Ritter kämpfen, sondern uns auf die Spiele vorbereiten und üben: Zunächst wollen wir unsere "zwanzig Diener" jagen.

Nun beginnt die Übung: Wir stellen uns so, daß die Füße schulterbreit voneinander entfernt sind. Sie stehen parallel zueinander, die Knie sind leicht gebeugt. Wir haben das Gefühl, als hätten wir unter dem Gesäß eine Stütze. Die Schultern sind tief und locker, die Arme hängen hinunter.

3.1.1. Übungen für die zehn oberen Diener

Erst sollen sich die zehn oberen Diener anstrengen: Wir beugen die Arme in den Ellbogen und heben die Hände bis in Schulterhöhe. Die Fingerspitzen weisen zum Himmel, die Handflächen zueinander oder nach vorne. Dann machen wir eine Faust. Auf Befehl sollen die zehn Diener hochschnellen und sich zur Faust wieder schließen. Wir fangen an: hochschnellen - hinsetzen, aufstehen - hinsetzen, aufstehen - hinsetzen, aufstehen - hinsetzen, aufstehen - hinsetzen und zum letzten Mal aufstehen - hinsetzen.

Die Übung gehört zu den vielen Hand- und Fingerspielen, die ich vor 15 Jahren von Josefine Zöller als Übung für Erwachsene gelernt habe. Bald darauf habe ich sie auch mit Kindern geübt. Die Finger sollen richtig hochschnellen. Das strengt an! Das zieht in den Armen! Danach sollen sie sich gut entspannen.

Die Übung regt alle kurzen Meridiane an.

Übungen für die zehn oberen Diener

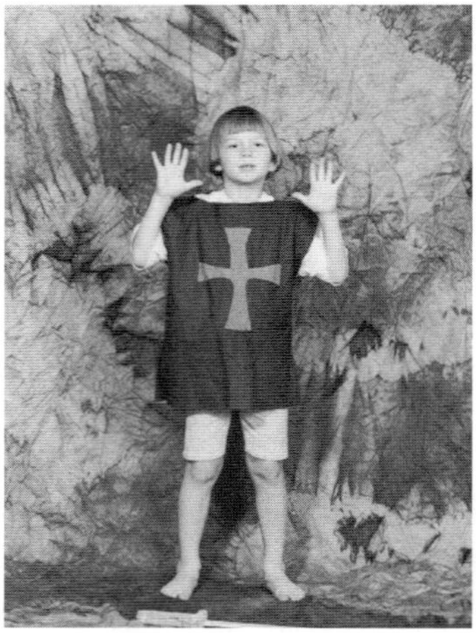

Wir beugen die Arme in den Ellbogen und erheben die Hände vor unsere Schultern; die Fingerspitzen weisen zum Himmel, die Handflächen nach vorne.

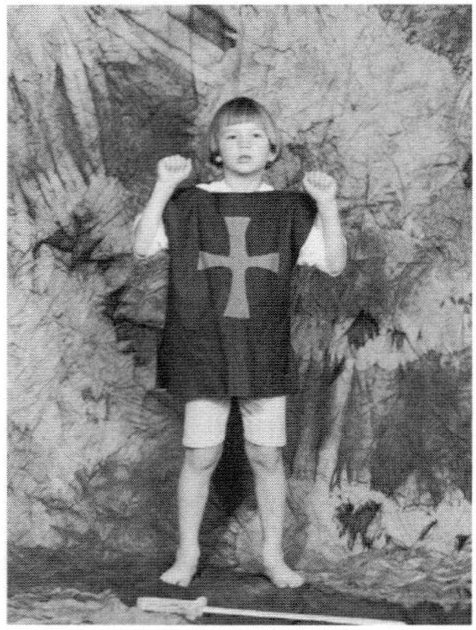

Dann machen wir eine Faust.

3.1.2. Weitere Übungen für die zehn oberen Diener

Jetzt strecken wir die Unterarme aus, so daß die Handflächen zur Erde schauen. Wir werden prüfen, ob die Diener auch einzeln gehorchen. Sie sollen sich auf Befehl im Grundgelenk nach unten beugen und dabei - wie die anderen Finger - im Mittel- und Endgelenken gestreckt bleiben.

Wir fangen an: die *Mittelfinger* im Grundgelenk beugen und strecken, die *Ringfinger* beugen und strecken, nun auch die *Zeigefinger* und dann die *Kleinfinger.* Die Daumen sollen drei Mal in jede Richtung kreisen: in die eine - und in die andere Richtung. Jetzt sollen alle zusammen aus dem Handgelenk kreisen - drei Mal nach außen und drei Mal nach innen.

Weitere Übungen für die zehn oberen Diener

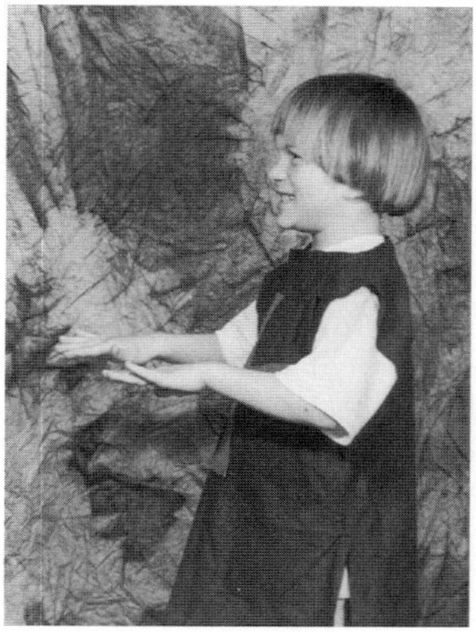

Die Unterarme sind waagrecht, die Handflächen schauen zur Erde hin.

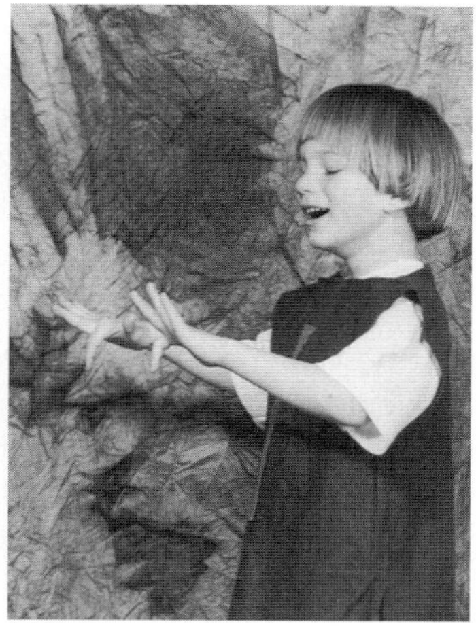

Wir biegen die Zeigefinger und anschließend alle anderen Finger bis auf die Daumen im Grundgelenk nach unten. Mittel- und Endgelenk bleiben dabei gestreckt.

3.1.3. Übungen für die zehn unteren Diener

Die unteren zehn Diener (an den Füßen) werden einzeln aufgerufen und sollen sich einzeln erheben. Auch wenn sie es nicht ganz schaffen, sollen sie sich bemühen. Wir helfen ihnen dabei und ziehen sie mit unserer Vorstellungskraft hoch. Ihr könnt Euch ruhig vorstellen, daß die Zehen wie Marionetten an Fäden gebunden sind, und daß Ihr sie an den Fäden hochzieht. Das hilft. Wir fangen an: die *großen* Zehen sollen aufstehen, sich melden - und wieder setzen; die *zweiten* Zehen - auf und ab; die *dritten* - auf und ab; die *vierten* - auf und ab; und zum Schluß die *kleinsten*. Sie müssen noch lange üben, bevor sie so gut sein werden wie die oberen Diener.

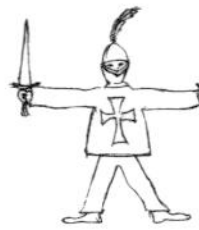

Zehenübungen sind vielleicht noch wichtiger als Fingerübungen, weil die "Erd-Extremitäten" meist mehr vernachlässigt werden als die "Himmels-Extremtitäten". "Fingerfertigkeit" zeugt von Kultur. "Zehenfertigkeit" ist archaisch. Das Ergebnis dieser Verachtung ist offenkundig: Unsere Füße und v.a. Zehen verkümmern. Kinder, die ohne Hände auf die Welt kommen oder Menschen, die nach einem Unfall ihre Hände verloren haben, zeigen, was man alles mit den Füßen machen kann. Auch wir könnten so behende und feinfühlig mit den Zehen sein, wenn wir nur täglich mit ihnen übten. Durch die Zehen- und Fußübungen lösen wir viele Stauungen auf und sorgen für einen ausgeglichenen Energiefluß. Üben Sie jeden Tag mindestens eine Finger- und eine Zehenübung mit den Kindern!

Die Zehenübung ist besonders schwer. Am Anfang gelingt es meist nur, die große Zehe und vielleicht noch die kleine zu bewegen. Das macht nichts. Wichtig ist nur, daß Sie sich darum bemühen und in Gedanken die Zehen hochziehen. Allmählich folgen die Diener sichtlich Ihren geistigen Anweisungen: Jedem Geschehen geht ein Plan, ein Entwurf voraus. Das gilt sogar für die Physiologie: Die Neuronen planen die Bewegung, die Muskeln führen sie aus.

Übungen für die zehn unteren Diener: Sie sollen sich einzeln erheben

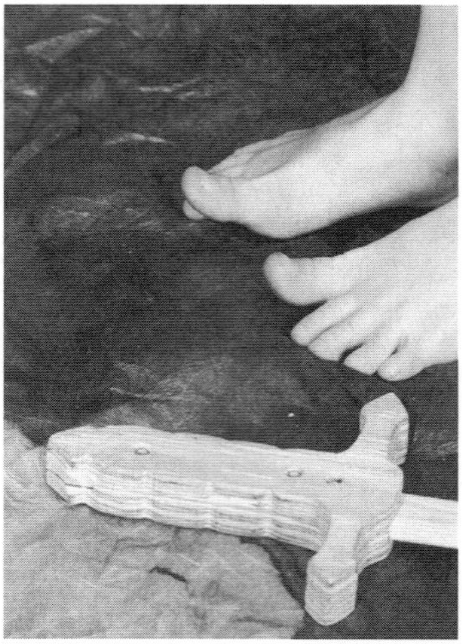

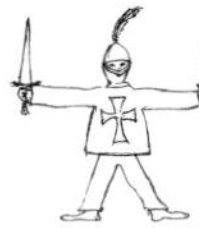

3.1.4. Weitere Übungen für die zehn unteren Diener

Wir stellen uns jetzt auf den *linken* Fuß und lassen die *fünf rechten Diener* zusammen einen Schild polieren. Wir erheben den *rechten* Fuß und lassen ihn aus dem Sprunggelenk kreisen und den Schild polieren. Zusammen geht es besser! Jetzt polieren die *linken* Diener. Gut.

Dabei werden alle Meridiane, die am Sprunggelenk vorbeiführen, aktiviert: die drei Yin-Meridiane Nieren-, Milz-Pankreas- und Lebermeridian und die drei Yang-Meridiane Magen-, Gallenblasen- und Blasenmeridian.

Weitere Übungen für die zehn unteren Diener

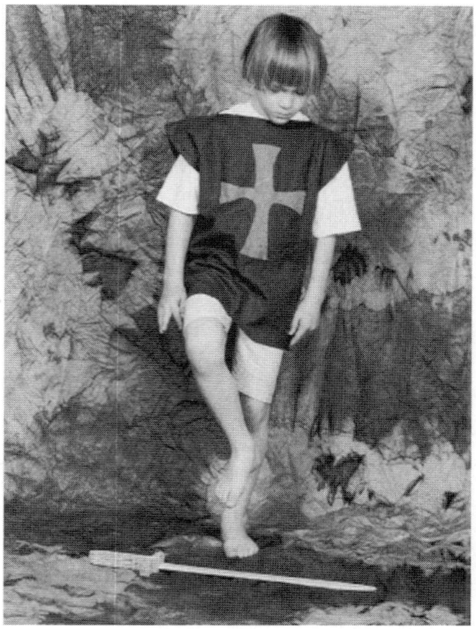

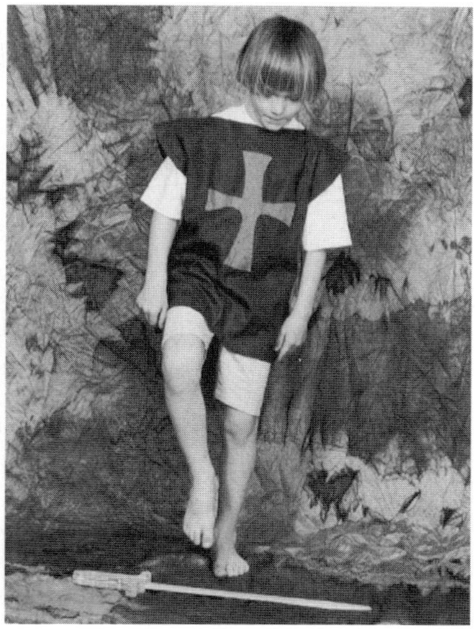

Wir erheben den rechten Fuß, kreisen aus dem Sprunggelenk heraus und polieren.

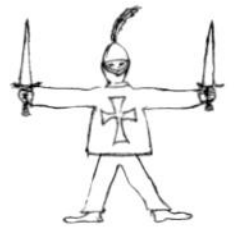

3.1.5. Die Zerreißprobe

Nun wird der Ritter selbst auf die Probe gestellt. Er wird wie der Heilige Hippolyt zu den Seiten gezogen, freilich nicht von eigenen Dienern, weil sie ihn zu sehr schonen würden. Er muß sich so stark wie möglich strecken lassen, ohne daß er dabei zerreißt, denn kein Ritter will noch vor dem Turnier zerrissen werden.

Wir stehen - wie immer - mit den Füßen in Schulterbreite, sind entspannt, heben seitlich die Arme bis in die Höhe der Schultern und lassen uns in der Vorstellung an den beiden Mittelfingern anbinden. Die anderen Finger beugen wir. Jetzt beginnen die fremden Diener an unseren Mittelfingern zu ziehen. Sie ziehen und ziehen, so daß unsere Mittelfinger ganz lang werden und wir schier in der Brust zerreißen. Endlich lassen sie los, und unsere Arme sinken herab.

Es geht aber weiter. Wir heben die Arme, und im selben Augenblick werden unsere Ringfinger schon angebunden. Die anderen Finger ziehen wir ein, und schon geht es los! Die Knechte ziehen, der Ringfinger wird lang, und wir haben das Gefühl, wie wenn unsere Brust fast zerreißt. Jetzt lassen sie los. Die Arme sinken, die Finger entspannen sich kurz, und schon wieder heben wir die Arme und lassen die Zeigefinger anbinden. Auch sie werden in der Lage gezogen. Jetzt lassen die Knechte los, und die Kleinfinger kommen dran. Auch sie werden angebunden und gezogen und werden richtig lang. Unsere Brust ist am Zerreißen. Jetzt sinken die Arme, entspannen sich, kehren zum letzten Mal nach oben zurück, und wir lassen die Daumen anbinden. Auch sie werden nach außen gezogen. Dann sinken die Arme und erholen sich. Wir haben eine der härtesten Proben bestanden.

Die Zerreißprobe

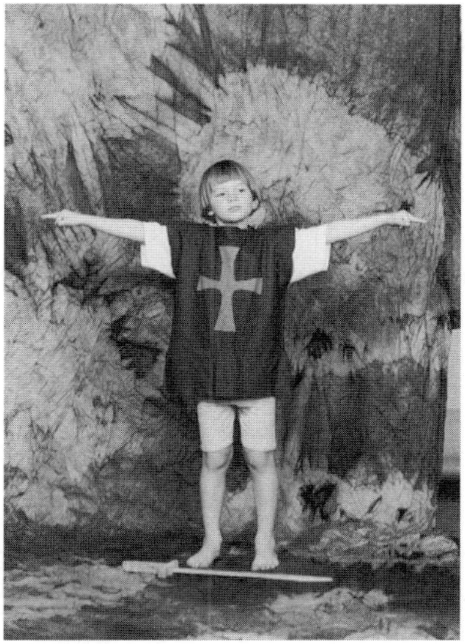

3.1.6. Herakles

Die letzte Probe ist auch anstrengend.

Die mittelalterlichen Ritter haben nämlich nicht, wie lange vermutet, mit den alten Zeiten abgerechnet, sondern sogar heimlich darüber gelesen. In der Antike gab es nämlich ganz herrliche Helden, und die Ritter versuchten, die tüchtigsten von ihnen nachzumachen. Einer der Stärksten war Herakles. Der hat sogar das Himmelsgewölbe eine Weile getragen. Gerade diese Probe haben sich die Ritter ausgesucht.

Herakles war riesengroß, sonst hätte er den Himmel gar nicht erreichen können. Das sind wir auch.

Die Füße sind in Schulterbreite, die Knie sind ganz leicht gebeugt. Wir sind entspannt. Unsere Hände bilden vor dem Becken eine schöne Schale, d. h. die

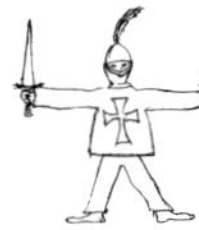

Handflächen schauen nach oben, die Fingerspitzen zeigen zueinander, die Mittelfinger berühren sich fast.

Zusammen mit dem *Einatmen* führen wir die Hände ungefähr eine Handbreit vor dem Körper bis zur Brust hin. Dort wenden wir die Handflächen nach unten und senken die Hände zusammen mit dem *Ausatmen.* Unten verbinden sie sich so, daß sich die Finger verschränken. Mit dem *Einatmen* steigen die Arme jetzt gestreckt vor dem Körper bis über den Kopf. *Ausatmend* strecken wir die verbundenen Hände hoch und *tragen den Himmel.* Statt dabei auf die Zehen zu gehen, sinken wir sogar tiefer in die Knie. Auf den Zehen können wir den Himmel nicht lange halten. Wir brauchen einen guten Halt, eine feste Verankerung auf der Erde. *Einatmend* lassen wir die Arme seitlich bis in Höhe der Schultern sinken und *ausatmend* bis ganz nach unten. Vor dem Becken bilden wir wieder die schöne Schale.

Vier Mal wollen wir den Himmel tragen. Jetzt zum zweiten Mal. Die Hände steigen wieder bis zur Brust, wenden sich dort nach unten und sinken zusammen mit dem *Ausatmen.* Unten verbinden sich die Hände so, daß sich die Finger verschränken und steigen zusammen mit dem *Einatmen* bis zum Himmel hinauf. Dann sinken wir leicht in die Knie, während wir uns nach oben strecken und den Himmel eine Weile tragen. *Ein-* und die Arme sinken zu den Seiten, *aus-* ohne Unterbrechung bis nach unten. Eine schöne Schale bilden. Von unten die Kraft bis vor die Brust bringen und beim Umdrehen in die Brust hineingießen, *ausatmen* - und die Hände senken. Unten verbinden sie sich, die durchgestreckten Arme steigen mit dem *Einatmen* bis über den Kopf und *ausatmend* tragen sie den Himmel. Nicht vergessen, dabei tiefer in die Knie zu sinken. Zusammen mit dem *Ein-* und *Ausatmen* sinken die Hände hinunter und bilden eine Schale vor dem Becken.

Zum letzen Mal die Hände bis zur Brust führen, dort zur Erde wenden und hinuntersinken lassen, verbinden und mit durchgestreckten Armen bis über den Kopf steigen lassen. *Ausatmend* tiefer in die Knie sinken und sich strecken. Den Himmel tragen. Mit dem *Ein-* und *Ausatmen* die Hände hinuntersinken lassen.

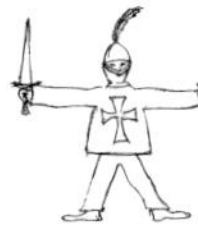

Diese Übung gehört zu den schönsten und umfassendsten. Sie stellt uns in den großen kosmischen Zusammenhang: Wohlverankert stehen wir auf der Erde und tragen, wie Herakles, den Himmel. Eine ungeheuere Erfahrung, die dem Ausgleich zwischen Yin und Yang dient und den Kindern Kraft und Überlegenheit gibt: Aggressivität ist nicht selten überkompensierte Schwäche!

Herakles

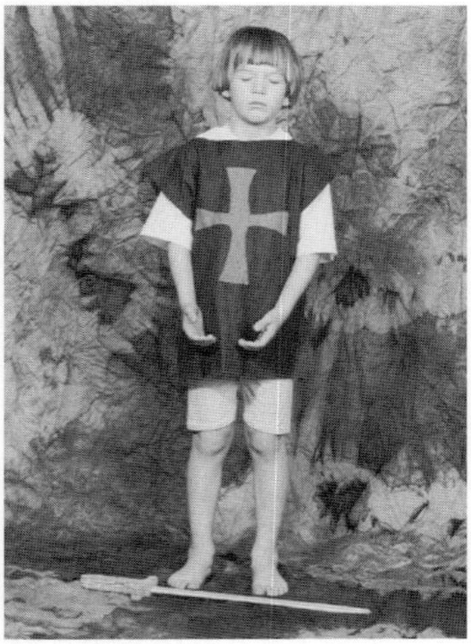

Die Ausgangshaltung: Wir stehen mit den Füßen in Schulterbreite, die Knie sind ganz leicht gebeugt. Wir sind entspannt. Unsere Hände bilden vor dem Becken eine schöne Schale, d.h. die Handflächen schauen nach oben, die Fingerspitzen zueinander, die Mittelfinger berühren sich fast.

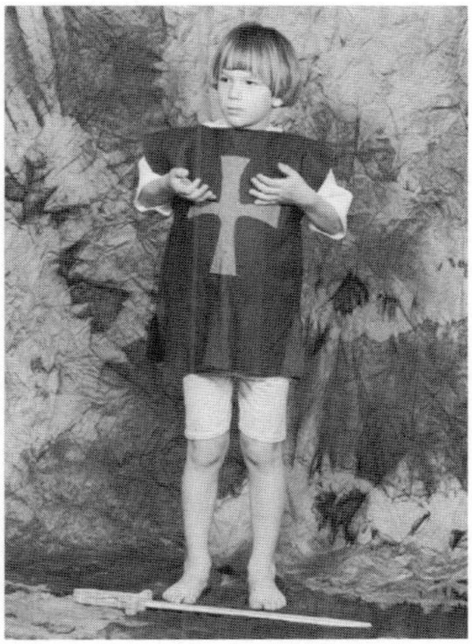

Zusammen mit dem Einatmen führen wir die Hände ungefähr eine Handbreite vor dem Körper bis zur Brust hin..

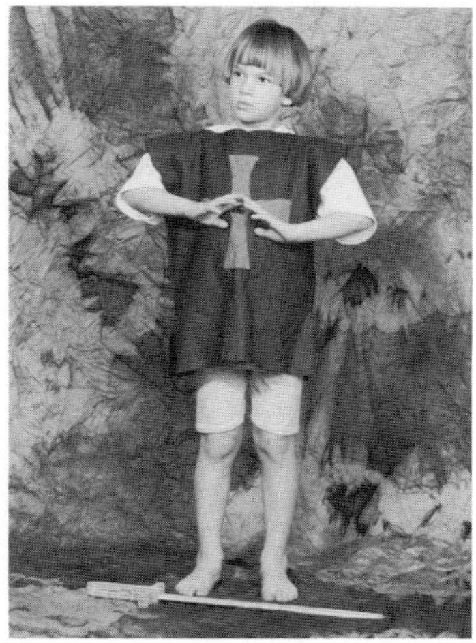

Dort wenden wir die Handflächen nach unten

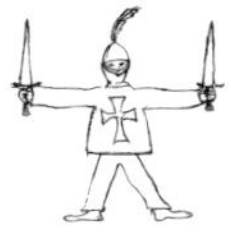

Herakles

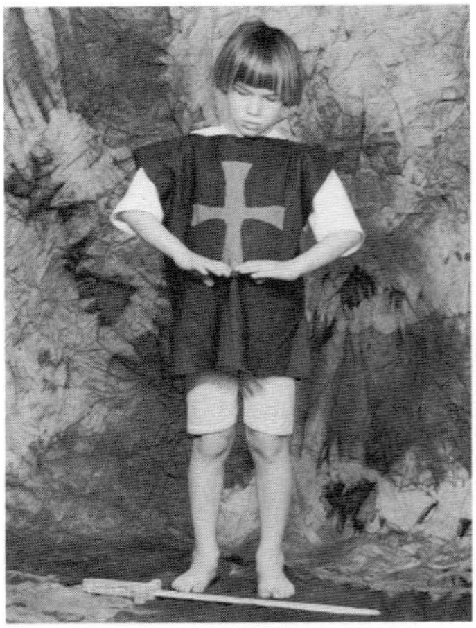

und senken die Hände zusammen mit dem Ausatmen.

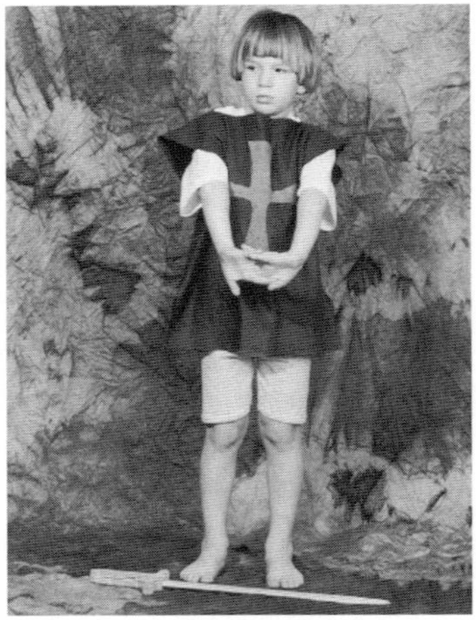

Unten verbinden sie sich so, daß sich die Finger durchdringen. Mit dem Einatmen steigen die Arme jetzt gestreckt vor dem Körper bis über den Kopf.

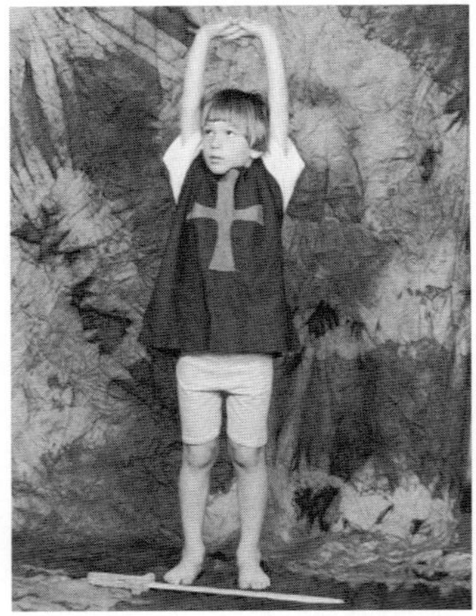

Ausatmend strecken wir die verbundenen Hände hoch und tragen den Himmel. Statt dabei auf die Zehen zu gehen, sinken wir sogar tiefer in die Knie.

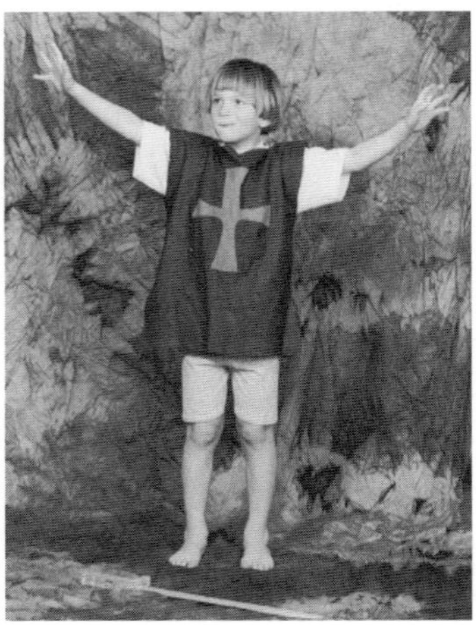

Einatmend lassen wir die Arme seitlich bis in Höhe der Schultern sinken

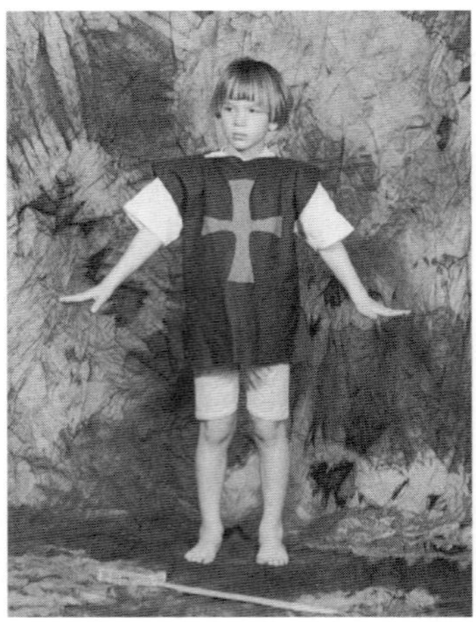

und ausatmend bis ganz nach unten.

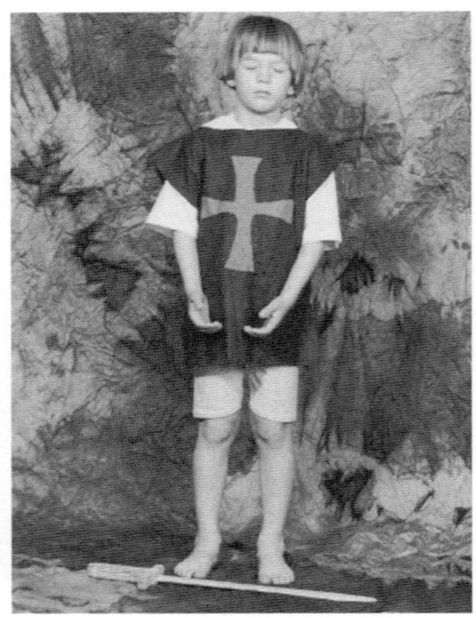

Vor dem Becken bilden wir wieder die schöne Schale.

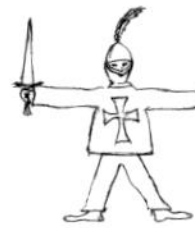

Unsere Ritter haben die Probe bestanden. Auch dafür bekommen sie einen Preis. Die Burgfräulein haben geahnt, daß sie es mit lauter tüchtigen Rittern zu tun haben werden und haben Taschentücher auf Vorrat gestickt.

3.1.7. Wie die Sonne strahlen

Aber auch die Burgfräulein haben etwas eingeübt. Sie können wie die Sonne strahlen. Das möchten die Ritter auch lernen, und deswegen üben wir jetzt alle gemeinsam.

Wie stehen wie gewohnt, oder wir sitzen und sind ganz entspannt. Wir schließen unsere Augen und schauen mit unserem "inneren Auge" in unser Herz hinein. Wir sehen, daß unser Herz lächelt.

Wir werden mit diesem Lächeln dem Atem entgegengehen und werden ihm unser Lächeln schenken. Und er wird unser Lächeln im ganzen Körper ausbreiten.

Wir holen den Atem direkt aus der Sonne und ein mächtiger strahlender Strom durchfließt den ganzen Körper, füllt ihn mit Licht und verteilt unser Lächeln.

Bei "aus" verläßt der Atem den Körper durch alle Zellen und Poren und geht in alle Richtungen, und wir nehmen wahr, daß wir wie die Sonne strahlen. Je mehr das Herz lächelt, desto stärker ist der Schein. Wir atmen *vier Mal* gemeinsam auf diese Weise. Wir beginnen: *ein* - aus der Sonne den Atem holen und lächeln, *aus* - durch alle Zellen und Poren das Licht schicken; *ein* - den Körper mit dem Sonnenlicht füllen, *aus* - das Licht durch alle Zellen und Poren schicken; *ein* - *aus* und zum letzen Mal *ein* - und *aus*atmen.

Wir alle sind jetzt "kleine Sonnen".

Diese meditative Übung lehrt uns, die kosmische Energie mit der Kraft unserer Herzen zu verwandeln und in uns und um uns auszubreiten. Jedes Kind ist eine Sonne und strahlt. Strahlende Kinder sind ausgewogen und haben Kraft.

Wie die Sonne strahlen

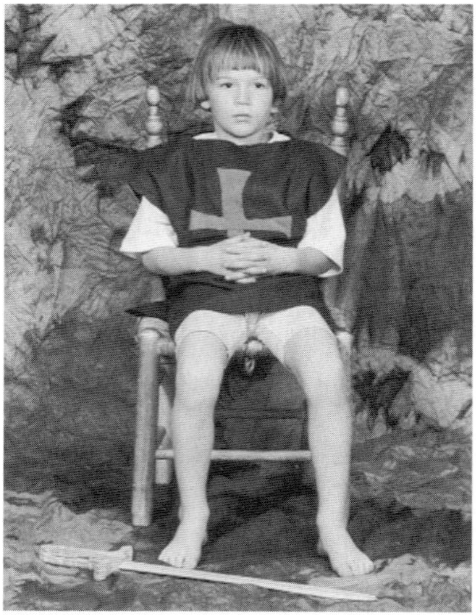

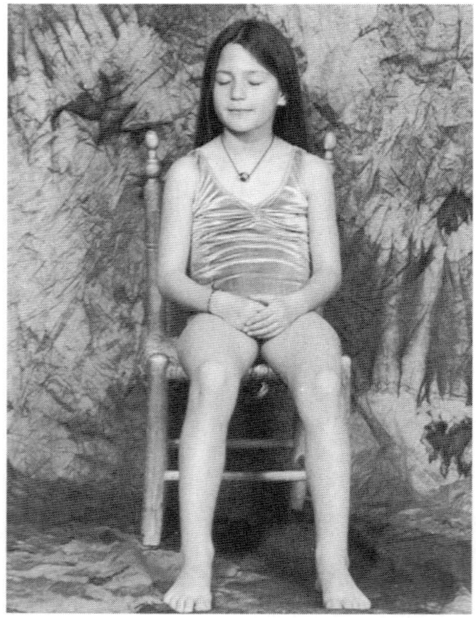

3.1.8. Die Sammlung

Wir legen unsere Hände auf den Bauch, wenden unseren Blick nach innen und verweilen. Dann öffnen wir die Augen und strahlen einander an.

Die Sonnenstrahlen, die wir nun alle um uns ausbreiten, sind Energie. Wir führen sie jetzt in unser Energiezentrum, wo sie sich verdichtet. So steht sie uns zur Verfügung, wenn wir sie brauchen.

Die Sammlung

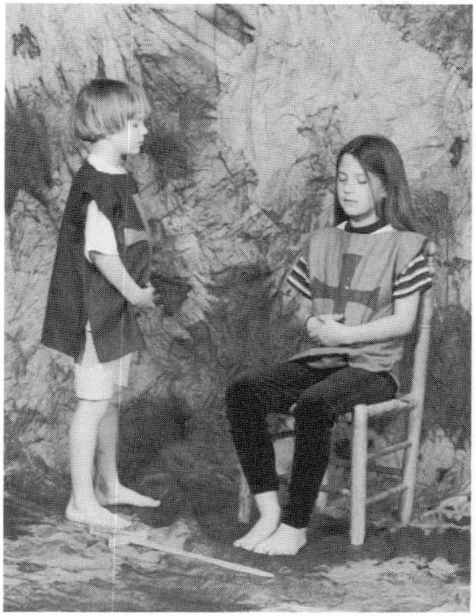

Wir legen unsere Hände auf den Bauch, wenden unseren Blick nach innen und verweilen.

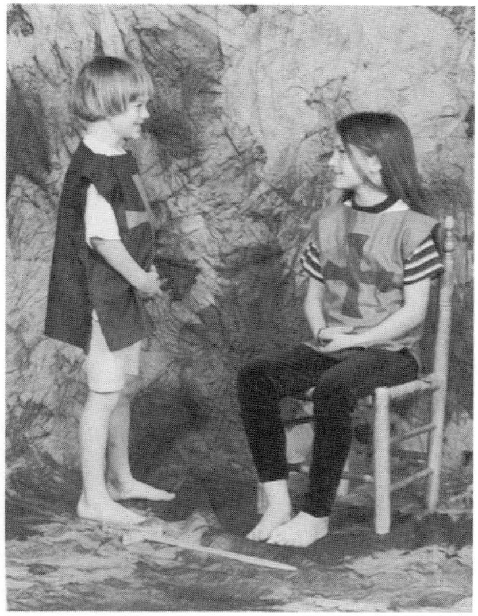

Dann öffnen wir die Augen und strahlen einander an.

"Ritter" werden auch von Mädchen gern geübt, weil Mädchen heute genauso stark sein möchten wie Buben.

Manche Übungen sind recht anstrengend. Aber es lohnt sich: Sie gleichen aus und aktivieren den Energiefluß. Wir üben sie gerne auch mit älteren Kindern, mit Kindern, die Koordinationsschwierigkeiten haben und mit Legasthenikern. Auch bei Kopfschmerzen haben sie sich gut bewährt.

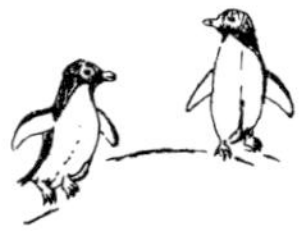

3.2. Paul Pinguin

Paul Pinguin: die Grundhaltung

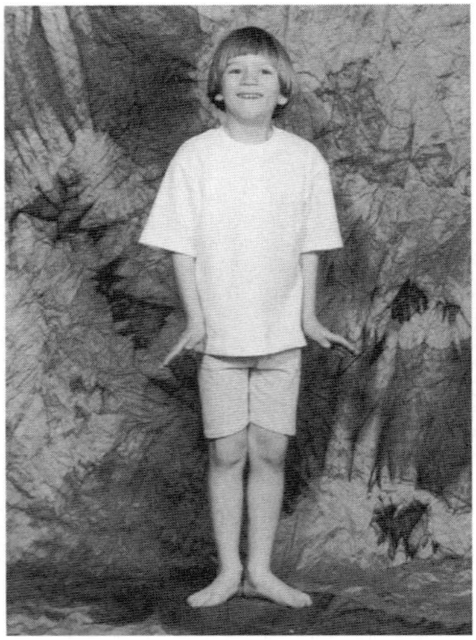

Paul Pinguin ist einer der vielen Pinguine, die am Polarkreis leben. Er wohnt dort mit seiner Familie und pflegt ein gutbürgerliches Pinguinleben: Er badet zwischen Eisschollen, taucht mit seinen Freunden um die Wette, fängt Fische mit seinen Eltern und nimmt an den vielen stillen Versammlungen der Pinguine teil.

Auch heute geht er mit seinen Freunden schwimmen. Als er sich wieder anziehen will, findet er sein schwarzes Mäntelchen nicht mehr. Er sucht und sucht, aber er kann es nirgends finden. Er bittet seine Freunde, ihm zu helfen, und alle machen sich auf die Suche. Auch wir helfen jetzt, das Mäntelchen zu suchen.

Wir stellen uns hin, wie Pinguine stehen. Wir ziehen den Schnabel an die Brust. Durch Beugung der Handgelenke in Richtung Handrücken ahmen wir die kurzen abstehenden und fluguntüchtigen Flügelchen nach. Die Zehenspitzen schauen

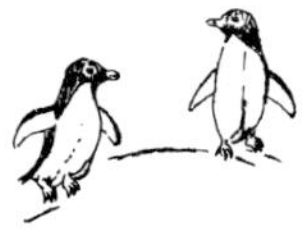

nach außen und formen ein breites "V". Einige eifrige Pinguine und Pinguininnen, die Ballettansprüche haben, wie es bei einigen höheren Pinguintöchtern öfter der Fall ist, schaffen es, das "V" so breit zu machen, daß sie beinahe die "erste Position" der Ballettänzerinnen erreichen. Das wäre der Fall, wenn die Füße so weit nach außen gedreht sind, daß sie eine Gerade bilden. Das muß aber nicht sein. Wichtiger ist, daß jeder seine Beinstellung auch beim Gehen behält. Wir versuchen es jetzt und machen uns auf den Weg.

Die Füße sind beim Gehen außerdem nach oben in Richtung Schienbein gebeugt, so daß wir fast im Fersengang gehen.

Bemühen Sie sich richtig um die "angehobenen Flügelchen", d. h. um die Beugung der Handgelenke in Richtung Handrücken und um die offene Beinstellung! Die "Pinguin-Haltung" aktiviert alle Energiebahnen, die über Hand- und Sprunggelenke verlaufen, d. h. nahezu alle!

Manche Kinder haben mit dieser Haltung aber auffallende Schwierigkeiten. Da Paul Pinguin als Held der Geschichte sehr beliebt ist, bemühen sich die Kinder sehr, seine Haltung zu erreichen.

Noch Kinder in der dritten und vierten Klasse lieben "Paul Pinguin" und sind bereit, das Mäntelchen zu suchen. Allein mit diesem Zyklus haben einige Drittkläßler ihre Koordinationsschwierigkeiten wesentlich verbessert.

3.2.1. Die Suche nach dem Mäntelchen

Wir suchen überall nach dem Mäntelchen. "Wißt Ihr, wie so ein Mäntelchen ausschaut?", fragt Paul Pinguin. Freilich, das wissen wir alle: Es ist schwarz und mit einem Schlitz hinten in der Mitte, wie es die Dirigenten haben. Dirigenten sind die weiß-schwarzen Männer, die meist einen Stab in der Hand haben und vor einem Haufen Musiker versuchen, auf sich aufmerksam zu machen. Ihr habt sie sicher schon einmal gesehen.

Habt Ihr schon überall hingeschaut? Nach links, nach rechts, nach oben, nach unten? Wollt Ihr nicht weitersuchen? Seht Ihr, die andern auch nicht!

Sie lachen ihn sogar aus: "Wie Du dastehst! In Unterhemd und Unterhose! Ja, Du Witzfigur! Geh' in die weite Welt hinaus und schau, daß Du Dir ein Mäntelchen kaufst!"

Wo aber ist die "weite Welt"? Wie kauft man ein Mäntelchen? Paul kennt nur Eis- und Fischläden! Tränen rollen ihm übers Gesicht. Dann faßt er sich. Er macht sich auf den Weg, und wir gehen mit ihm! Er läuft über Eisschollen und durch Schneewüsten.

Allmählich ändert sich die Landschaft. Sein Weg ist durch kleine Kieferbäumchen gesäumt, deren Wurzeln ihm ein Bein stellen. Kiefernadeln stechen in seine Sohlen. Da strahlt ihn ein Gesicht an: Es ist die Frühlingsanemone. Kennt Ihr die? Es ist eine Blume, die aus dem Schnee wächst und gelb ist wie die Sonne.

Alle suchen nach Pauls Mäntelchen

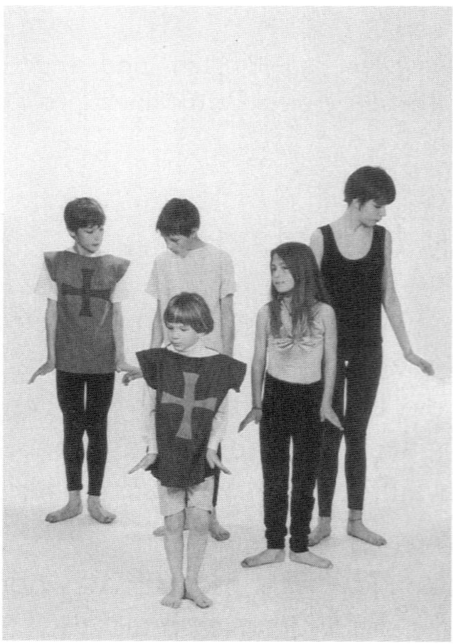

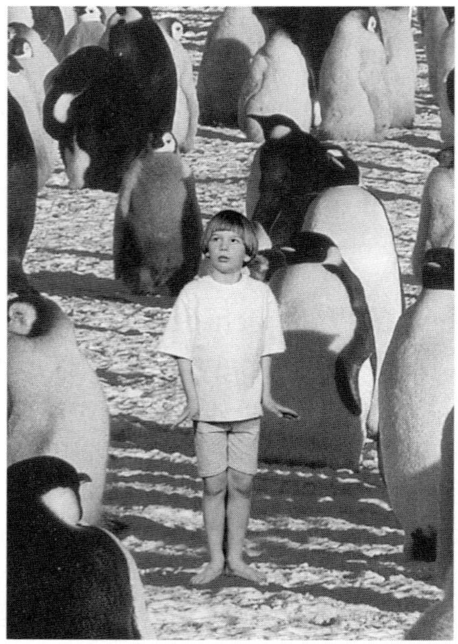

Paul macht sich auf den Weg in die weite Welt

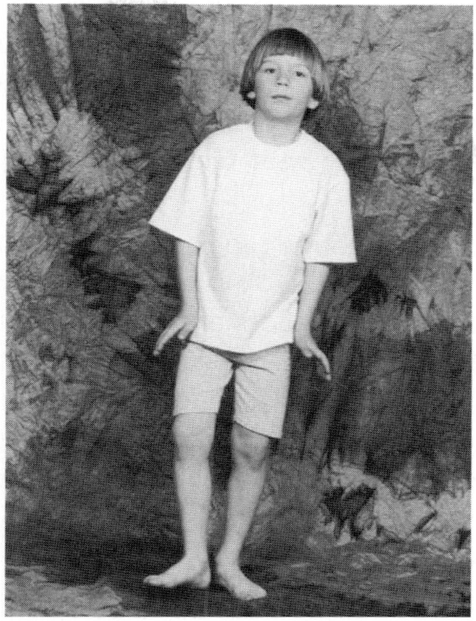

3.2.2. Die Frühlingsanemone

Wir sind jetzt Anemonen: Wir stehen mit den Füßen in Schulterbreite, schaukeln genüßlich von einem Bein aufs andere und schicken eine kleine Wurzel in die Erde. Unser Kopf hängt noch. Der Körper aber bewegt sich zart und geschmeidig. Das ist der Stengel. Er wächst. Wir heben die Arme seitwärts, beugen die Ellbogen im rechten Winkel und wenden die Handflächen als Blätter nach oben wie zu Gebet und Empfang. Sie machen sich richtig breit. Aus der zarten Bewegung des Stengels erhebt sich jetzt der Kopf und schaut nach oben: Die Blüte öffnet sich und strahlt wie die Sonne.

Paul fragt: "Weißt Du, liebe Blume, wo ich ein passendes Mäntelchen kaufen kann?" "Nein, nein", antwortet die Anemone und dreht dabei den Kopf nach rechts und nach links. "Vielleicht bei den Bäumen!"

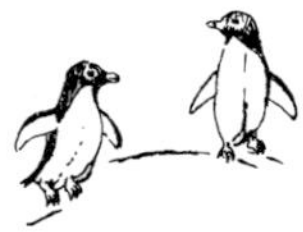

Diese Blumenübung ist eine der wesentlichen Übungen, die uns den Platz in der Welt zuweisen und die Zeugungskraft des Universums spüren lassen. In den Pflanzenübungen lernen wir, uns mit der Erde zu verbinden. Allein sie gibt uns den Halt, den wir brauchen. Als Pflanze verwurzeln wir uns, und nur unsere Wurzeln erlauben uns, zu wachsen, zum Himmel zu streben und die Sonne anzuscheinen. Wir alle müssen mit der Anemone lernen, die Sonnenstrahlen aufzunehmen, zu sammeln und als Dank dafür zurückzustrahlen. Wir sind so Spiegel der Sonne. Ohne Verwurzelung geht dies nicht. Da würde uns die Sonne nur austrocknen.

"Spiegel der Sonne": das klingt wie "Abbild", aber es geschieht im Grunde etwas ganz anderes, wenn wir die Sonne sehen. Erst bei der Ankunft in unserem Auge geschieht das Wunder der "Helle". Vor dieser Ankunft sind die Sonnenstrahlen so dunkel wie die Strahlen eines Rundfunksenders. So gesehen ist unser Auge ein "Fernsehapparat". Er verwandelt dunkle "Wellen" in ein helles "Bild". Ist das nicht wunderbar? Wir sind Zauberer, die eine ewige "Nacht" augenblicklich in einen "Tag" verwandeln! Und diese Aussage würde uns jeder Arzt, der etwas von der Sinnesphysiologie versteht, sofort unterschreiben!

Das schaffen wir nicht aus eigener Kraft. Wir bündeln nur die Kräfte der Erde und der Sonne. Sie sind unsere Eltern. Unser Papa und unsere Mama haben ihre wunderbare Art und Andersartigkeit nur, weil es "Erde" und "Sonne", dieses Eltern- oder Geschwisterpaar, im Weltall wirklich gibt. Wirklich? Ja, wir sind ihre Zeugen! Zeugen? Das heißt nicht nur "etwas bezeugen". Es heißt auch "erzeugen". So bringen Kinder ihre Eltern, wie Eltern ihre Kinder hervor. Denn das ist doch so: Ein Papa ist Papa dank seinem Kind. Und ein Kind ist Kind dank seinem Papa. Und eine Mama ist Mama dank ihrem Kind. Und ein Kind ist Kind dank seiner Mama. Nur wenn wir unsere Eltern - Erde und Sonne - gleich achten, können wir zu Anemonen werden!

Die "Nein-nein"- Übung ist eine wichtige energetische Übung, die unter vielen Namen (z.B. unter den Namen "Eule", "Auf die sieben Kümmernisse zurückblicken", "Wo bist Du, wo bin ich?") in der Welt des Erwachsenen-Qigong bekannt ist. Sie führt wie ein Leitmotiv durch die Übungsreihe und wird zum Schluß mit einem einfachen "Ja-ja" erlöst.

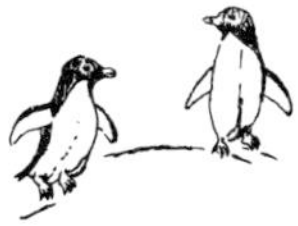

Die Frühlingsanemone

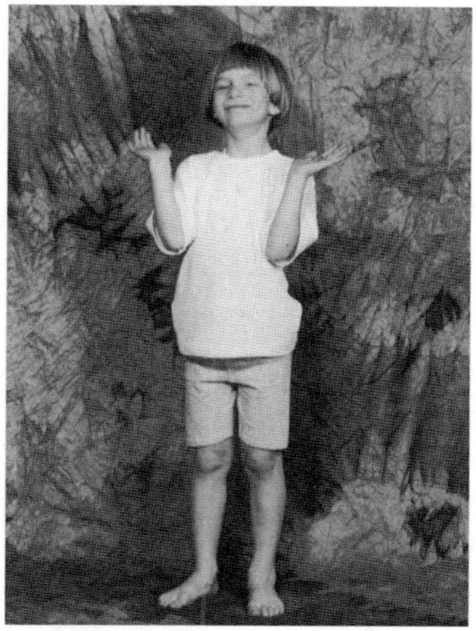

Die Blätter sind zur Sonne gewendet, die Blüte strahlt.

3.2.3. Die Laubbäume

Paul Pinguin watschelt weiter. Die Bäumchen werden größer. Der Schnee wird immer weniger. Bald ist er ganz weg. Plötzlich steht Paul vor riesigen Blätterbäumen.

Wir stellen uns mit den Füßen in Schulterbreite und beugen leicht die Knie. Das Gesäß ziehen wir ein. Wir wanken von einem Bein auf das andere. Wir sind die großen Bäume und verwurzeln uns.

Unsere Wurzeln dringen tief in die Erde. Unser Stamm schwankt im Wind hin und her, die Astarme ragen zum Himmel und folgen den Bewegungen des Stammes. "Wißt Ihr großen Bäume, wo ich mein Mäntelchen kaufen kann?" Die Bäume drehen ihren Stamm nach links und nach rechts und sagen: "Nein, nein". "Vielleicht im tiefen Wald!".

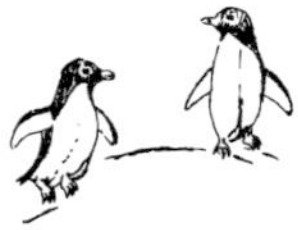

Auch die Baumübung offenbart das Wachstum, das sich aus dem Zusammenspiel von Himmel und Erde ergibt. Wir üben "Verwurzelung" und streben zum Himmel. Nur geht es diesmal nicht so sehr um "Licht": es geht um Kraft, um "Weltentstehung". Der Unterschied schwindet freilich, wenn Welt als "Helle" verstanden wird. Der Riesenbaum ist Yggdrasil, der Weltbaum, der Himmel und Erde verbindet und kosmische Winde in seinen Ästen spürt.

Die Laubbäume

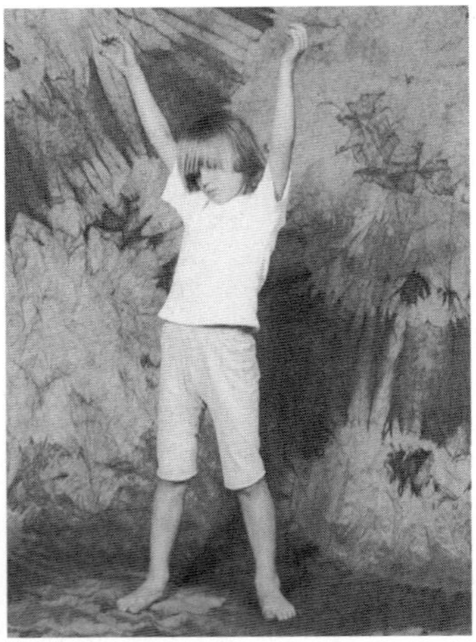 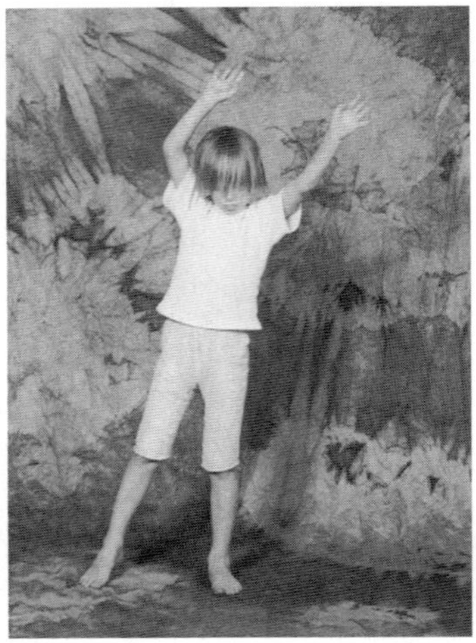 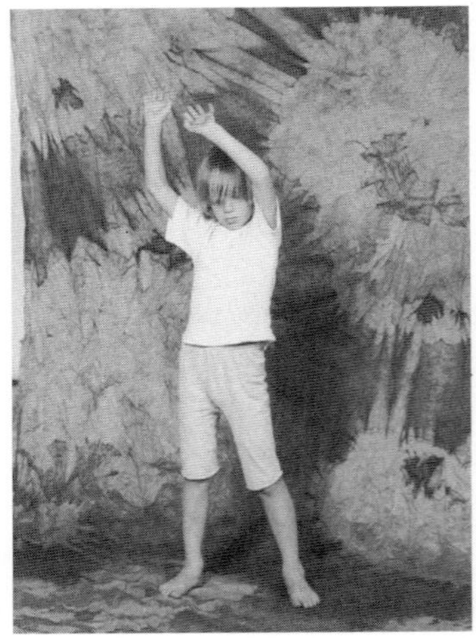

Unser mächtiger Stamm schwankt hin und her im Wind, die Astarme ragen zum Himmel und folgen den Bewegungen des Stammes.

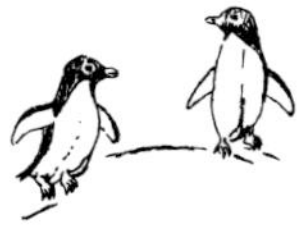

3.2.4. Der Bär

Paul watschelt weiter. Hinter dem Baum steht ein Bär. Er steht auf den Hinterbeinen, seine Beine sind in Schulterbreite, die Knie sind stark gebeugt, seine Pranken sind neben den Ohren, die Krallen weisen nach oben, die Handflächen nach vorne.

Er holt tief Atem. Dann atmet er aus und dreht sich dabei mit dem ganzen Oberkörper nach rechts. Er atmet wieder ein und dreht sich dabei zur Mitte hin, dann atmet er wieder aus und dreht sich nach links.

Einatmen zur Mitte hin, ausatmen nach rechts. Nochmals "ein" zur Mitte hin, "aus" nach links und zum letzten Mal "ein" zur Mitte. Der Bär senkt seine Tatzen und schaut den komischen Vogel an. "Weißt Du, wo ich mein Mäntelchen kaufen kann", fragt er. "Nein, nein", antwortet der Bär, "vielleicht auf der Lichtung".

Der Bär hat in einer Höhle der Mutter Erde geschlafen Und sie hat ihm "im Schlafe" ihre Fühligkeit verliehen. Er ist schwer und langsam. Breitbeinig steht er da, die Knie gebeugt. Er tut nicht viel. Er dreht sich nur langsam mit dem ganzen Oberkörper und fühlt. Jede kleine Änderung nimmt er wahr. Es bereitet ihm Freude, und er lächelt dabei. Er nimmt die Veränderungen in seinen Händen und Armen und in den Flanken, Beinen und Sohlen wahr. Sie werden ganz warm!

Fühligkeit bedeutet "Anwesenheit". Anwesenheit heißt "Kraft"! Der Bär wird bärenstark! Die Drehung jagt die Kraft in den Nieren- und Gallenblasenmeridian und schafft darüberhinaus auch die Querverbindung zwischen den Körperseiten. Qigong-Freunde kennen diese Übung als einen Teil der "Bären-Übung" aus dem "Spiel der Tiere".

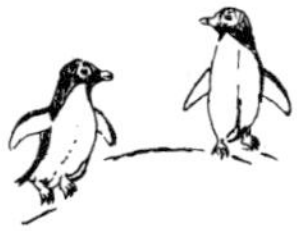

Der Bär

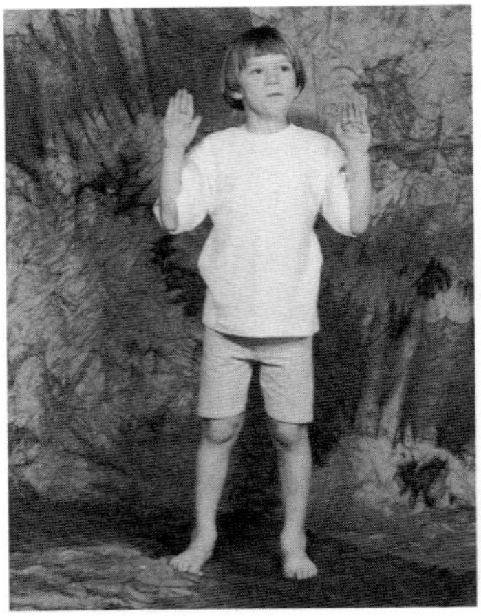

Der Bär steht auf den Hinterbeinen, schulterbreit, seine Pranken sind neben den Ohren, die Krallen weisen nach oben, die Handflächen nach vorne.

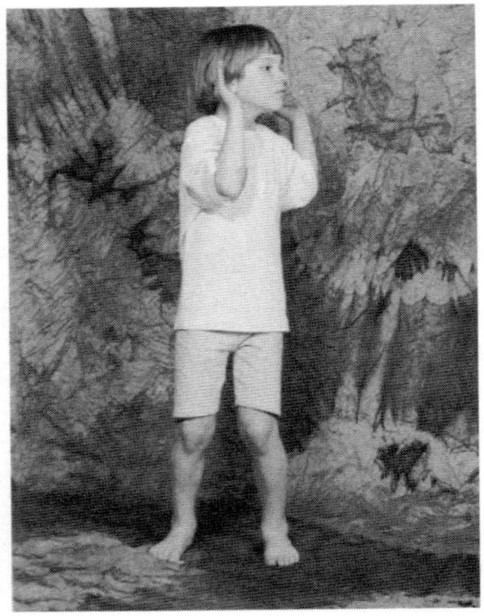

Dann atmet er aus und dreht sich dabei mit dem ganzen Oberkörper nach links.

3.2.5. Der Adler stürzt auf die Beute

Auf der Lichtung sieht Paul einen Adler. Er steht - wie alle - mit seinen Füßen in Schulterbreite, die Knie sind leicht gebeugt. Er breitet seine Flügel aus, verlagert dabei sein Gewicht nach vorne und senkt den Schnabel zur Brust. Er breitet seine Flügel bis in Schulterhöhe aus und erhebt sich. Die Handflächen schauen zur Erde.

Er kreist und schaut und sieht den dunklen Wald und die Lichtung mit dem komischen Vogel, der nicht fliegen kann. Jetzt schärft er aber seinen Blick. Er sieht etwas ganz Bestimmtes. Wir stellen uns links auf die Zehen, heben das rechte Knie und die Flügel noch etwas höher und stürzen auf die Beute herab. Wir fallen in die Hocke, die Krallen sind gespreizt auf den Boden gestützt, der Blick bannt. So stößt der Adler einen Schrei aus: "Ha!"

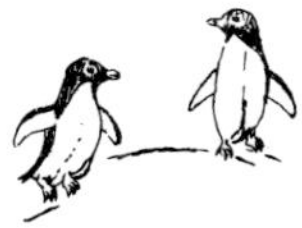

Er hat Beute gemacht, läßt sie liegen und kehrt in seine Ausgangsstellung zurück.

Wieder breitet er seine mächtigen Schwingen aus, neigt seinen Schnabel zur Brust und steigt bis zum Himmel. Dort kreist er und schaut, sieht den großen Wald - und - eine kleine Maus! Es durchfährt ihn bei diesem Anblick. Alle Muskeln spannt er an. Wir heben das linke Knie, erheben die Flügel noch etwas höher, stellen uns auf die Zehen, stürzen herab und schreien: "Ha!" Er fällt in die Hocke und spreizt seine Krallen. Der Blick bannt. Dann stehen wir wieder auf und entspannen uns.

Und wieder breitet der Adler die Flügel aus und steigt zum Himmel. Dort kreist er und schaut. Da sieht er die Maus, spannt alles an, hebt das rechte Bein, geht auf die Spitze und stürzt: "Ha!". Gespreizte Krallen, bannender Blick! Dann steht er auf und entspannt sich.

Zum letzten Mal steigt er zum Himmel empor und kreist. Er wird fündig, hebt Flügel und Knie, steigt auf die Spitze und stürzt auf die Beute: "Ha!". Gespreizte Krallen, bannender Blick. Jetzt hat er genug. Er steht auf und entspannt sich.

Vielleicht weiß er, der den Überblick hat, wo Paul seinen Frack kaufen kann? Aber selbst der Adler sagt "nein, nein" und dreht dabei seinen Kopf bedächtig nach links und nach rechts. "Vielleicht auf der Wiese."

Nach der erdgebundenen Bär-Übung steigen wir zum Himmel hinauf. Dort in der Höhe ist der Adler zuhause. Der Himmel ist - nach einer alten Überlieferung - die Heimat "Gottes" und des "Geistes". Darum hat Johannes, der das "Licht-Evangelium" geschrieben hat, den Adler als Symbol.

Hoch fliegt unser Adler hinauf und genießt seinen Flug. Er kreist über der Erde und läßt sich durch die Luft in vollem Vertrauen tragen. Er genießt den Wind in den Schwingen und fühlt ihn mit jeder Feder.

Diese flüchtigen Flüge sind unendlich wichtig! Kosten Sie den Blick aus der Höhe aus! Alles sieht aus der Ferne so ganz anders aus! Was zuhause so eng war, ist, aus dem kalten Weltall betrachtet, so wunderbar geborgen und umfangen!

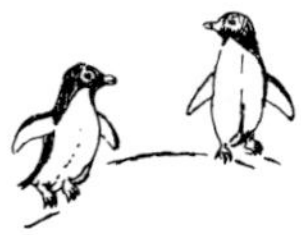

Diesen Horizont zu sichern, ist der Sinn des Flugs! Dann erst schärfen wir den Blick und widmen uns dem Detail! In diesem Augenblick ändert sich erneut die Perspektive. Die Wahrnehmung der weiten Landschaft wird auf die Wahrnehmung eines kleinen Punktes verengt, die Entspannung wird durch Anspannung und Schärfe abgelöst. Es gibt einen Maler, der es schaffte, den äußersten Horizont und das kleinste Detail in einen Blick zu fassen: Jan van Eyck. Da sieht man ein Gewimmel in den Gassen und gleichzeitig atmen die Bilder eine ungeheure Weite, so daß sich der Blick des Betrachters in einem fort verengen und wieder erweitern muß. Er wird direkt irre!

Die Krallen und der Blick des Adlers sind wichtig! Keine Übung fördert den Ausgleich von Yin und Yang mehr als der Wechsel von äußerster An- und Entspannung, der Austausch von Höhe und Tiefe.

Auch der Schrei hat seine Bedeutung. Mit ihm stoßen wir den ärgsten Feind, unsere eigene Aggressivität, ab!

"Der Adler, der auf die Beute stürzt" ist keine leichte Übung. Sie gibt aber demjenigen sehr viel, der sie beherrscht, und die Kinder lieben sie.

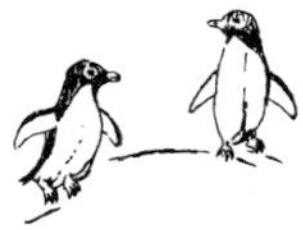

Der Adler stürzt auf die Beute

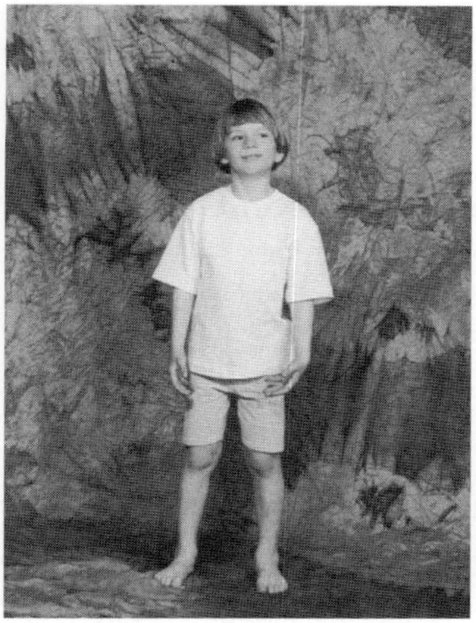

Der Adler steht mit seinen Beinen in Schulterbreite, die Knie sind leicht gebeugt.

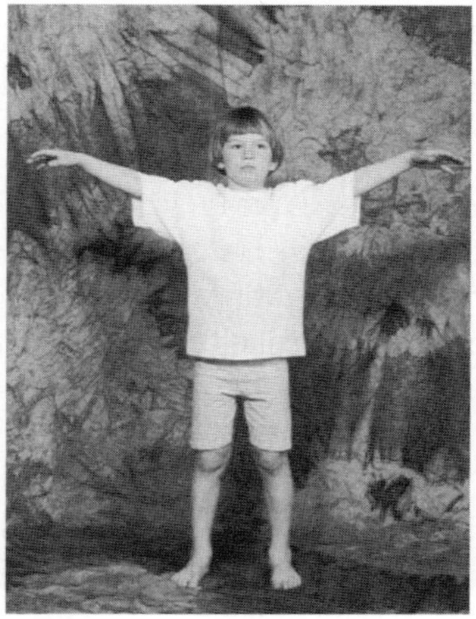

Er breitet seine Flügel bis in Schulterhöhe aus und erhebt sich. Die Handflächen schauen zur Erde. Er kreist und schaut.

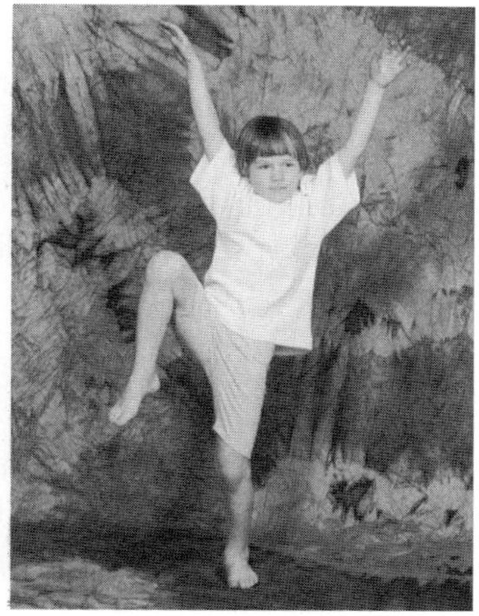

Er sieht eine Maus: Wir stellen uns links auf die Zehen, heben das rechte Knie - und die Flügel noch etwas höher

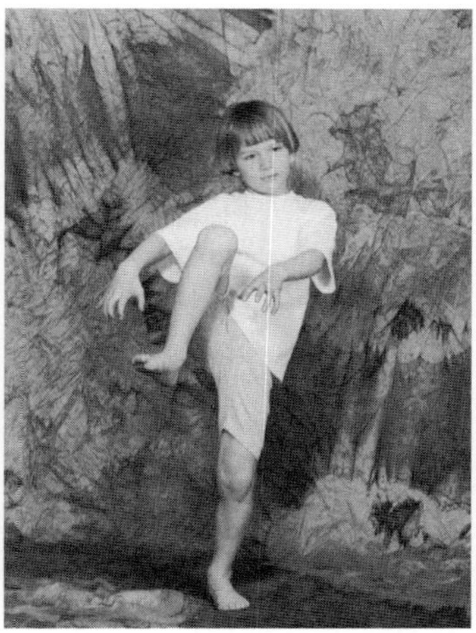

- und stürzen auf die Beute herab.

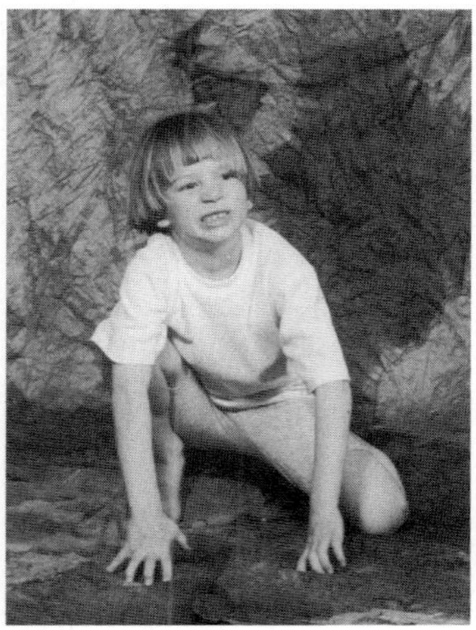

Wir fallen in die Hocke, die Krallen sind gespreizt, der Blick bannt.

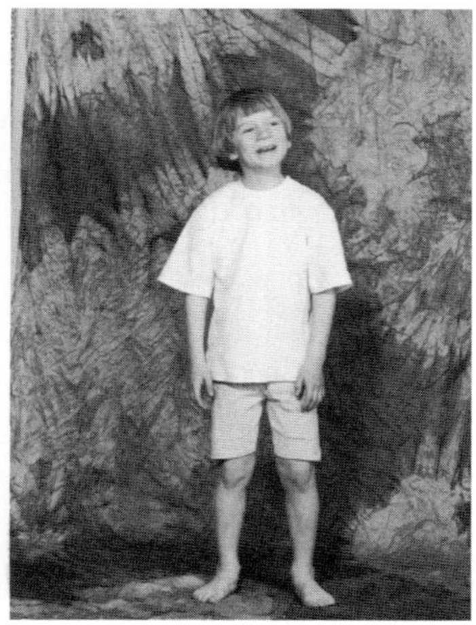

Der Adler läßt seine Beute liegen, kehrt in seine Ausgangsstellung zurück und lächelt.

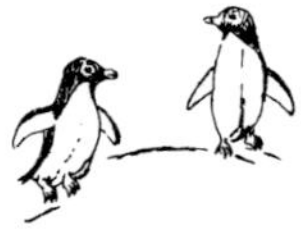

3.2.6. Auf der bunten Wiese

Auf der Wiese blühen viele Blumen. Bienen und Hummeln summen, Schmetterlinge flattern umher. So viele Farben hat Paul noch nie gesehen. Bei ihm zuhause ist die Welt schwarz-weiß!

Dieses "bunte Treiben" auf der üppigen Wiese kann entweder in der Weise des "Stillen Qigong" mit dem "inneren Blick" in "Pinguin-Haltung" wahrgenommen werden, oder es kann als "Bewegtes Qigong" ganz körperlich geübt werden. Falls sich die Kinder für "Bewegtes Qigong" entschließen, haben sie die Möglichkeit, die Bienen auf den Blumen, die Schmetterlinge und Vögel mit dem eigenen Leib zu gestalten.

Die Vögel zwitschern, und es riecht ganz ungewohnt. Paul kennt den Fischgeruch, aber Veilchen- und Rosenduft kennt er nicht. Alle diese Düfte will er sammeln und mit nach Hause bringen. Er weitet seine Poren und atmet durch den ganzen Körper von allen Seiten her ein und zieht mit dem Atem die Düfte in seinen Bauch hinein. Dort will er sie behalten.

Es ist eine kurze, meditative Übung, durch die wir lernen, die Wahrnehmung zu steigern. Sie ist mit der Übung "Den Ton einer Klangschale wahrzunehmen" verwandt. Paul Pinguin öffnet seinen Körper, damit er die Düfte, Farben und Klänge mit allen Zellen und Poren aufnehmen kann. Die ganze zwitschernde und summende Vielheit verdichtet er in seinem Inneren. Das müssen wir von ihm lernen und täglich tun: Wir müssen uns umschauen und die Schönheit, die uns täglich umgibt, wahr- und aufnehmen.

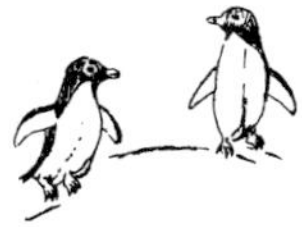

Paul nimmt die Farben und Düfte der Wiese auf und speichert sie in seiner Mitte

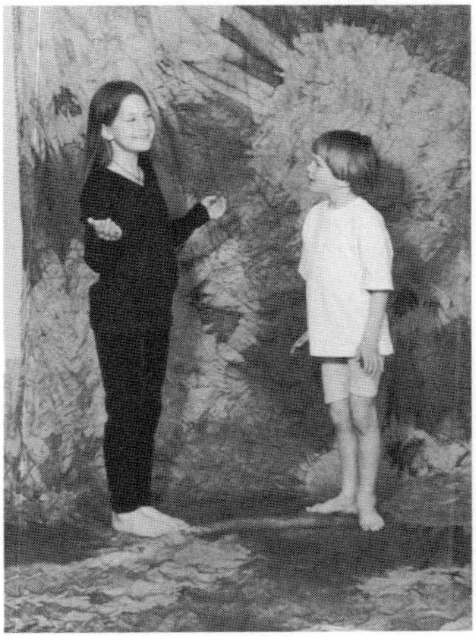

a/ Paul staunt über die bunten Blumen

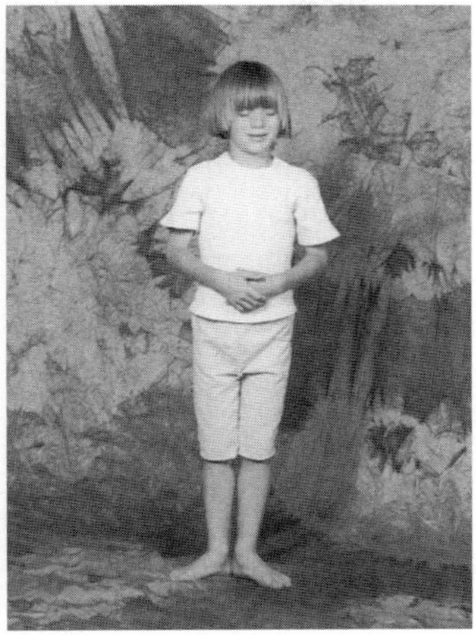

b/ und will die Farben, Düfte und Klänge in sich aufnehmen.

3.2.7. Paul Pinguin geht die Treppe hinauf

Fast hätte er vergessen, nach seinem Mäntelchen zu fragen! Die Schmetterlinge wissen es: "In der Stadt!"

Die Stadt ist nicht mehr weit. Paul watschelt durch die Gassen, bis er zu einem Textilladen kommt. Er steigt die Treppe hoch. Es sind drei hohe Stufen, die Paul viel Mühe kosten: die erste, die zweite und - die dritte.

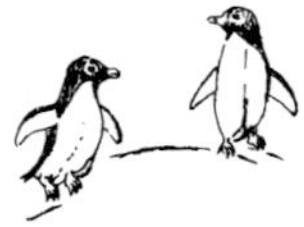

Paul Pinguin geht die Treppe hinauf

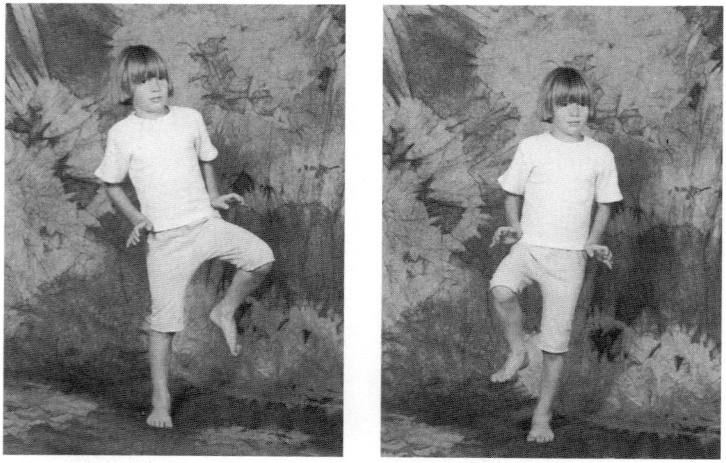

3.2.8. "Womit kann ich dienen?"

Er öffnet die Türe und schaut. Ein Verkäufer macht vor ihm eine kleine Verbeugung und eine kreisende Bewegung mit der rechten Hand vor der Brust und fragt: "Womit kann ich dienen?"

Die kreisende Bewegung geht von der Schulter aus. Die Handfläche ist nach oben gewendet, der Arm ist im Ellbogen gebeugt und wir führen eine kreisförmige Bewegung aus. Machen Sie sie einfach nach Ihrem Gefühl. Sie kommt von selbst.

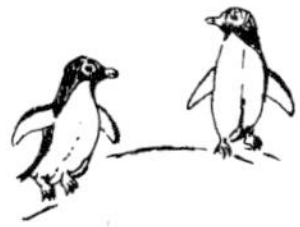

"Womit kann ich dienen?"

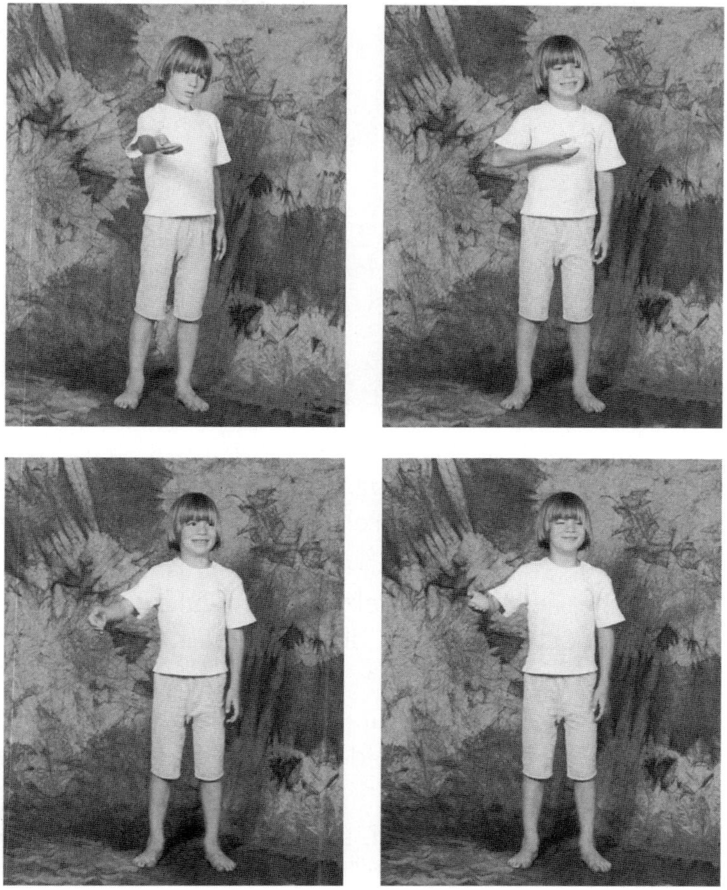

"Ich brauche einen Mantel", antwortet Paul. Der Verkäufer reicht ihm einen Bademantel. Paul zieht ihn an, stellt sich schön vor den Spiegel und schaut sich an. Dann dreht er den Kopf nach links und nach rechts und sagt dabei: "Nein, nein".

Nun hat Paul das "Motto" übernommen.

Paul sagt: "Nein, nein!"

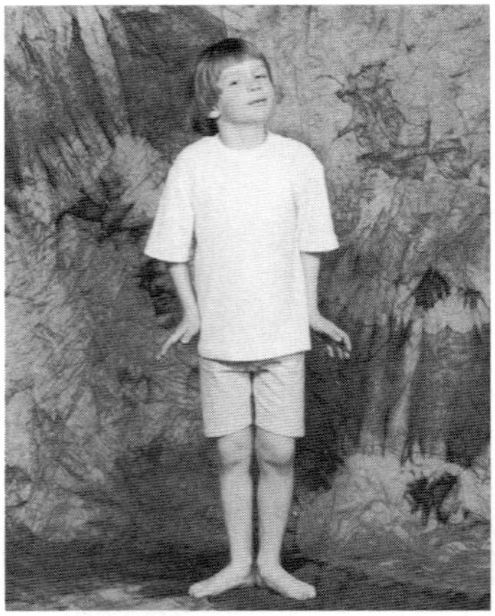 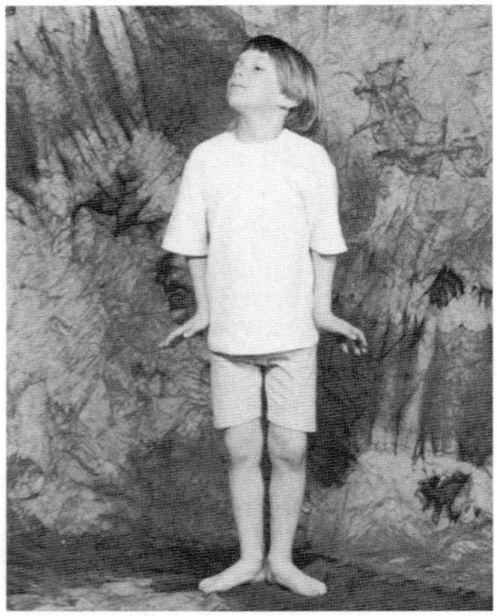

Der Verkäufer reicht ihm einen Skianzug. Paul zieht ihn an, stellt sich schön vor den Spiegel und schaut sich an. Dann dreht er wieder den Kopf zu beiden Seiten und sagt: "Nein, nein."

Der Verkäufer reicht ihm jetzt einen Pelzmantel. Paul zieht ihn wieder an, stellt sich vor den Spiegel hin, schaut sich an, dreht seinen Kopf zu beiden Seiten und sagt sein trauriges "Nein, nein".

Er bedankt sich und watschelt zur Tür. Beim Aufmachen erblickt er plötzlich einen Frack! Ein alter Dirigent hat ihn dagelassen und gegen einen glitzernden Anzug eingetauscht.

"*Den* möchte ich probieren!", sagt Paul, schlüpft in den Frack hinein, stellt sich vor den Spiegel, schaut sich an und sagt: "Ja, ja!"

3.2.9 Paul Pinguins Rückkehr in seine Heimat. Gemeinsame Sammlung

Er bedankt sich und watschelt schnurstracks nach Hause in seine eiskalte Heimat. Hier wird er freundlich aufgenommen. Endlich sieht er wieder wie die

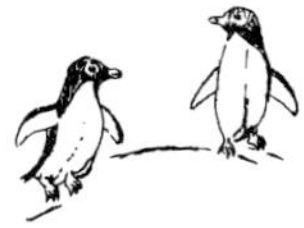

anderen aus. Er ist wieder einer von ihnen. Gemeinsam legen sie ihre Flügelchen auf den Bauch und sammeln hier die ganze Fülle des Wegs.

Dankend sammelt er mit einem Atemzug alles in sein Energiezentrum. Dann kehrt er, bereichert um den weiten Weg mit allen Begegnungen, in die pinguinische Alltäglichkeit zurück.

Die Sammlung

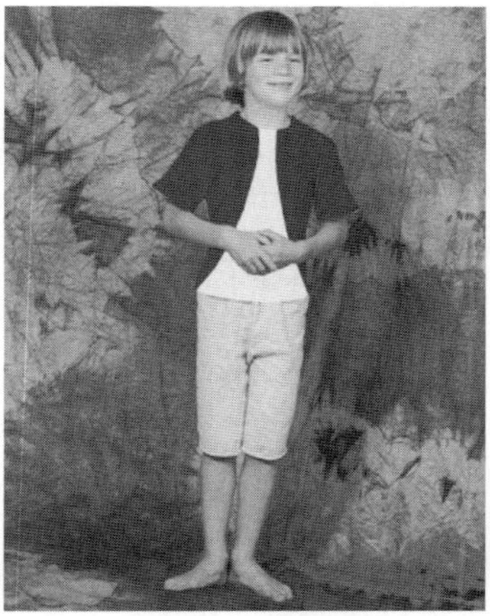

Paul Pinguin sammelt alles in seine Mitte.

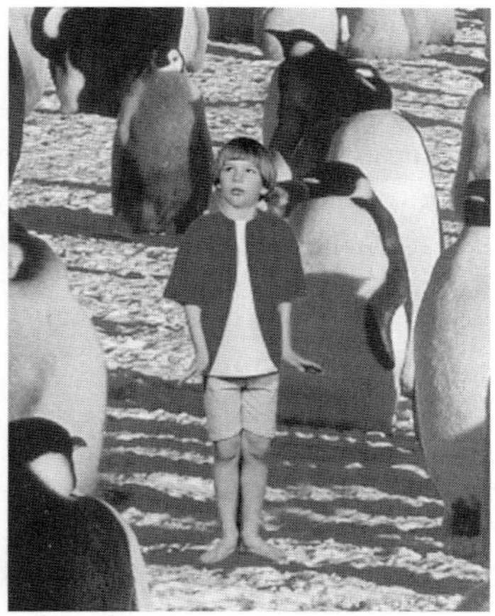

Er ist wieder einer von ihnen.

Paul Pinguin ist die Übungsreihe, mit der wir am liebsten mit den Kleinen anfangen. Aber noch die Viertkläßler verlangen oft nach "Paul Pinguin"!

Der Zyklus beinhaltet alles, was sowohl Kinder als auch Erwachsene brauchen: eine ausgewogene Mischung von Bewegungsübungen, die den Yin-Yang-Ausgleich fördern, Übungen, die "erdgebunden" sind und Übungen, die uns in himmlische Höhen führen und uns das Fliegen beibringen. Es fehlt auch nicht an meditativen Elementen aus dem Stillen Qigong.

Die meisten Übungen stammen aus dem Pflanzen- und Tierreich. Es ist eine eigene Weise, mit der Natur ins Gespräch zu kommen. Wir lernen zu empfangen und zu geben, ohne viel zu überlegen. Wir lernen im großen Kontext zu stehen und Himmel und Erde zu verbinden. Wir lernen, unsere schwarz-weiße Welt wieder als bunte, wohlriechende und singende Wiese wahrzunehmen.

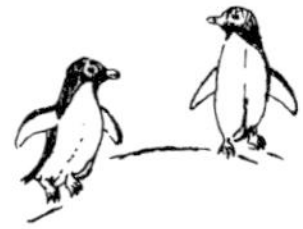

Die Übungsreihe ist ausbaufähig. Sie kann noch viele Tierübungen aufnehmen. V.a. die "Wiese" eignet sich zur Erweiterung. "Schmetterlinge" gehören zu den schönsten Übungen, weil sie dem Menschen Schönheit und Leichtigkeit spüren lassen. "Der Maulwurf", verschiedene "Froschübungen" und der "Storch" im Stehen und im Gehen eignen sich ausgezeichnet dafür. Der "Maulwurf" und der "Storch" sind im *"Maulwurf", Qigong für Kinder ab dem Grundschulalter* beschrieben.

Wenn Sie mit größeren Gruppen üben, haben Sie mehrere Möglichkeiten, die Übungsreihe zu gestalten: Es können entweder alle Kinder alle Verwandlungen mitmachen. Sie sind dann "Paul", "Anemone", "Baum", "Bär" und alle anderen Gestalten, denen Paul unterwegs begegnet.

Oder Sie können die Gruppe in zwei Hälften teilen: Die eine Hälfte übt als Paul, die andere Hälfte verwandelt sich in alle Gestalten, denen Paul begegnet. Sie sind paarweise einander zugeordnet und üben zu zweit. Diese Übungsweise bietet die Möglichkeit des Zusammenspiels, mindert aber etwas die Konzentration. Die dritte Möglichkeit ist, die Geschichte als "Qigong-Theater" zu inszenieren. Es gibt dann nur einen Paul Pinguin, aber viele Pinguine, die ihm suchen helfen. Es gibt auch viele Anemonen und Bäume, Bären und Adler, Schmetterlinge und Bienen auf der Wiese...

"Paul Pinguin" im Grünen

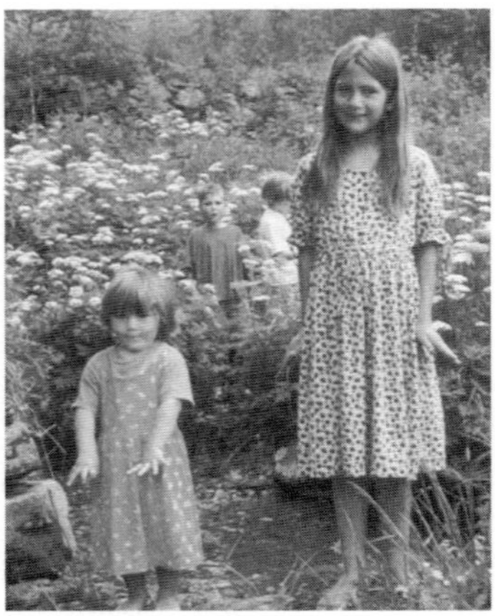

Das Mäntelchen wird gesucht.

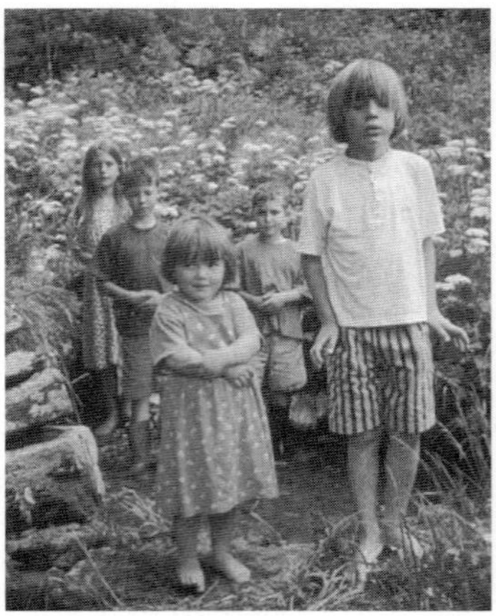

Paul nimmt alle Düfte und Farben in sich auf ...

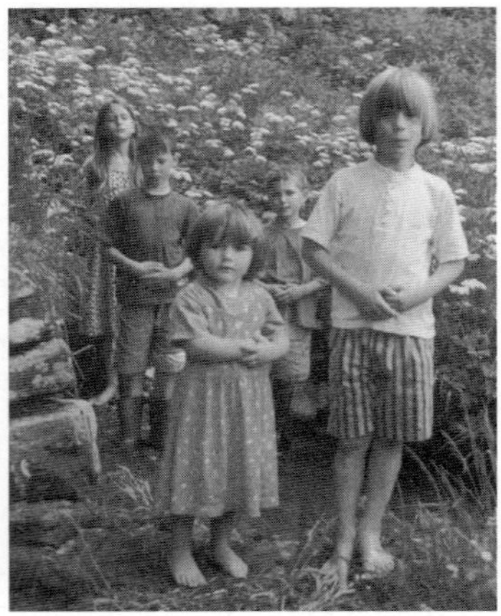

Alle Pinguine legen ihre Flügelchen auf den Bauch und sammeln sich.

4. Was ist Qigong?

4.1. Qigong-Arten

Nachdem Sie nun geübt und die kommentierten Übungsanweisungen gelesen haben, wissen Sie besser als durch jede Begriffserklärung, was Qigong ist.

Wörtlich übersetzt bedeutet Qigong "Pflege der Lebensenergie". *Qi* übersetzt man meist mit "Energie", auch "Lebensenergie", *Gong* mit "Pflege, Arbeit, Übung".

Aus Ihrer Erfahrung können Sie bereits sagen, daß diese Pflege auf vielerlei Weise geschieht. *Qi* kann im Stillen, ohne jede Bewegung gepflegt werden, dann handelt es sich um das sog. "Stille Qigong", oder es kann in Bewegung, ja sogar in Fortbewegung gepflegt werden, und so heißen auch die entsprechenden Arten von Qigong.

4.2. Die Grundzüge von Qigong:

4.2.1. Die heilende Ganzheit

Allen Arten von Qigong ist eines gemeinsam: die *Sammlung des Menschen zu einem Ganzen.* Ganzheit heilt. Heute lernen wir dies vom fernen Osten. Früher aber wußten wir es hier im Westen auch. Unsere Sprache zeugt davon: Das schwedische Wort *hel* heißt "ganz". Es stammt aus derselben Familie wie unser Wort "heilen". Auch "heilig" kommt davon. Wir sehen: Die Grundbedeutung von *gesund* ist "ganz". Dem Kranken fehlt etwas. Dieses Wissen sei uns heilig!

Sorgen zersplittern uns. Ganzheit erfahren wir erst, wenn wir mit unseren Gedanken auch alle Sorgen loslassen. Ein sorgenvoller Mensch ist nicht nur entgeistert. Er ist auch seines Körpers beraubt. Er ist "außer sich", heimatlos, mittelhochdeutsch *ellende,* d.h. "elend".

Die Ganzheit ist auch die tragende Botschaft des Christentums. Christus ist ihr Inbegriff - das Wort, das Fleisch geworden ist. "Wort" und "Fleisch" sind Entsprechungen von Himmel und Erde, von Yang und Yin, Gott und Mensch. Vor allem

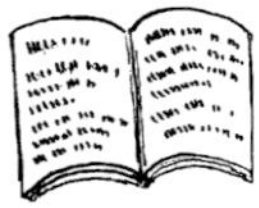

im Johannes-Evangelium wird die Einheit, ja die Identität des Menschen- und Gottessohnes Christus thematisiert. Von Frühchristen und Mystikern abgesehen, wurde dieses Vermächtnis aber leider zu wenig gepflegt. Heute noch bilden wir Geist und Körper gesondert aus - den Geist in unseren Schulen und anderen Bildungsanstalten, den Körper in den Sport- und Fitnesszentren - und leiden unter der Zerrissenheit!

Qigong hilft uns, die heilende Ganzheit wieder zu finden und auf diese Weise auch unsere Wurzeln neu zu entdecken. Paulus nennt den Körper mit Blick auf das Johannes-Evangelium "Tempel des Herrn". Wir dürfen aber noch einen Schritt weitergehen und die Fleischwerdung als eine "Kristallisation", eine "Realisierung" des Geistes sehen. Sie ist seine "Anwesenheit". Diese Anwesenheit ist nicht einfach vorhanden. Sie wird in aller Stille, in der Sammlung, oder in bedachtsamer Bewegung erreicht. Menschen in Meditation sehen, von außen betrachtet, vergeistigt, beseelt, verinnerlicht aus. Sie strahlen Zufriedenheit, eigentlich Frieden aus. Statt immer auf Ziele hinzuleben und immer woanders zu sein, sind sie ganz "da"! Sie sind zu Haus! Eichendorf hat diesen Zustand als Hochzeit zwischen Himmel und Erde in ein Gedicht gefaßt:

Es war, als hätt' der Himmel
Die Erde still geküßt,
Daß sie im Blütenschimmer
Von ihm nun träumen müßt'.

Der Wind ging durch die Felder,
Die Ähren wogten sacht,
Es rauschten leis' die Wälder,
So sternklar war die Nacht.

Und meine Seele spannte
Weit ihre Flügel aus,
Flog durch die stillen Lande,
Als flöge sie nach Haus.

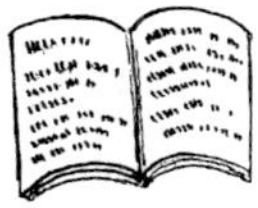

4.2.2. Steigerung der Wahrnehmung

Durch Qigong wird alles verändert - bis in die kleinste Wahrnehmung! Man hört und sieht intensiver, riecht die Landschaft, fühlt mit jeder Zelle - und freut sich daran. Man kostet plötzlich Augenblicke aus, die früher unbemerkt geblieben wären. Dies geschieht mit Erwachsenen wie mit Kindern. Sie nehmen plötzlich wahr, wie sie der Wind an der Haut berührt, beachten eine Blüte, den Gesang eines Vogels. Was früher unwichtig schien, wird schön.

Die Kinder brauchen dann nicht die vielen und oft übersteigerten Reize. Ein Nachmittag in der Natur wird für sie ein Geschenk.

Nicht immer sind Kinder für Qigong so offen wie im Kindergartenalter. Es ist sogar sehr wahrscheinlich, daß sie irgendwann einmal nicht mehr üben möchten und daß sie sich den Verbraucherreizen völlig hingeben wollen. Der Gruppensog ist groß.

Dennoch war das Üben nicht umsonst. Das Kind macht damit eine Grunderfahrung, die es nie wieder vergessen wird. Gerade die Freude an der Fülle des Augenblicks, die beglückende Erfahrung der Ganzheit und die gesteigerte Wahrnehmung schlagen immer wieder durch und melden sich in Augenblicken, in denen Sie als Eltern verzweifeln möchten.

Qigong-Übungen im Freien

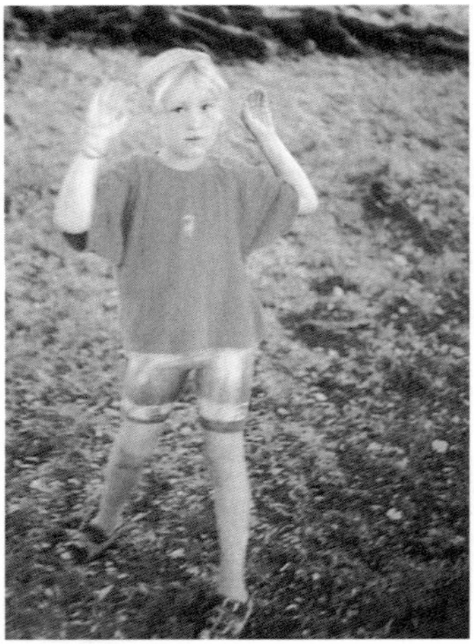

Ronja (6 J.) übt den "Bären".

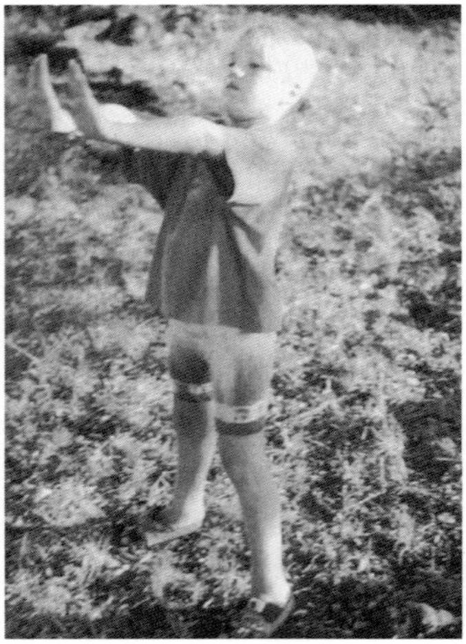

Ronja bei der Übung "Die Müdigkeit wegschieben"

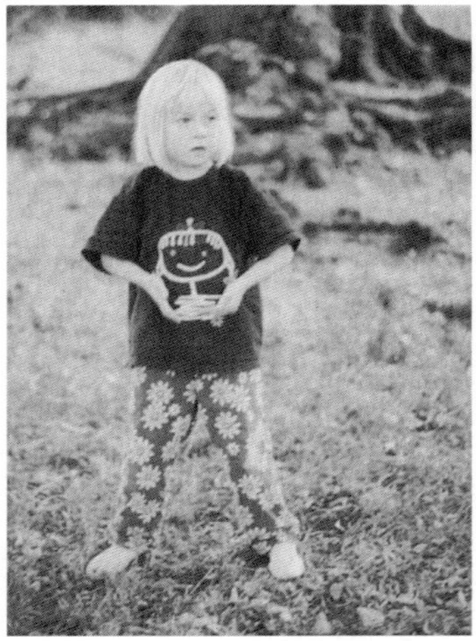

Alina (5 J.) bei der Übung "Herakles"

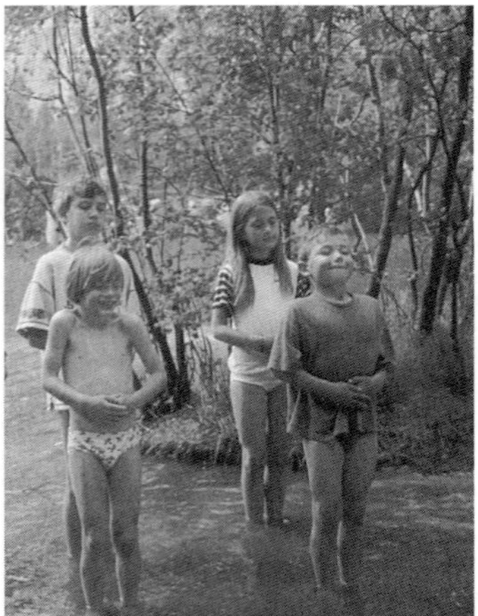

"Paul Pinguin" am und im Wasser

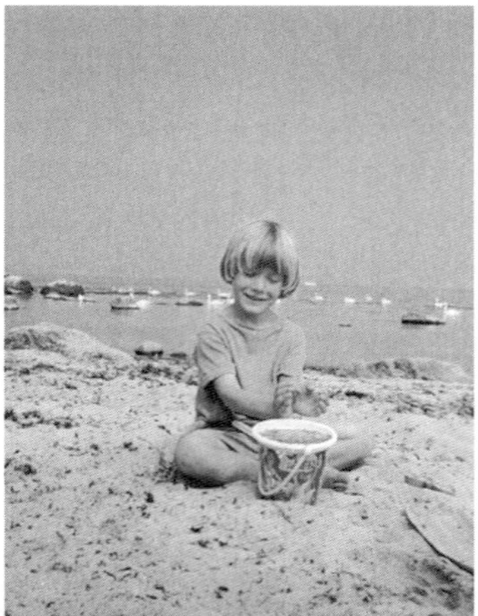

Tristan formt einen "Qi-Ball".

4.2.3. Die Freude am Leben und das "Innere Lächeln"

"Freude am Leben" und am "Augenblick" ist die Grundhaltung für jede energetische Arbeit. Ohne "Inneres Lächeln" hat die übrige Pflege des Qi keinen Sinn.

Es gibt Qigong-Übungen, die vor einigen hundert, vielleicht auch tausend Jahren entstanden sind und immer wieder Änderungen und Ergänzungen erfahren haben, so daß die Energieführung vollkommen "stimmt". Die meisten Tier- und Pflanzenübungen in unseren Zyklen sind sehr alt. Wege und Wirkung der Energie sind bekannt.

Jede Zeit hat ihre Übungen. Wir leben und üben anders als die Alten. Die Alten hatten Zeit. Wir haben keine Zeit. Alles schreit auf uns ein: Der Wecker schreit. Die Schlagzeile schreit. Der Lärm auf den Straßen schreit. Bei der Arbeit schreit es: Es ist das Treiben der "tosenden Werkstatt", wo "ein jeglicher nur noch sich selbst hört", wie es Hölderlin so genial erkannt und genannt hat *(Archipel)*. Wir brauchen neben den alten auch zeitgemäße Übungen, die eine Antwort auf den Not-Schrei unserer Zeit sind. Zu diesen Übungen gehört "Paul Pinguin".

Sie können auch eigene Qigong-Übungen erfinden und brauchen keine Angst zu haben, dabei etwas falsch zu machen.

4.3. Worauf müssen Sie achten, wenn Sie neue Übungen erfinden

4.3.1. Der Unterschied zwischen einer "normalen" und einer "Qigong-Bewegung"

Was eine Bewegung zu Qigong macht, ist allein die Anwesenheit im Augenblick - die volle Wahrnehmung unserer selbst in dem Zusammenhang, in dem wir uns befinden. Wir stehen in einem großen kosmischen Zusammenhang zwischen Himmel und Erde und in einem kleinen, zu dem unsere Mitmenschen und unsere unmittelbare Umgebung gehören.

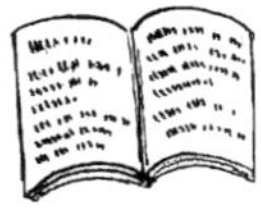

Eine Bewegung kann Verschiedenes bedeuten. Wenn man beim Sport die Arme hebt, sind alle Gelenke durchgestreckt. Die Muskeln sind gespannt, die Bewegungen meist rasch und bestimmt. Sie sind nicht ortsgebunden, sondern sehen immer gleich aus, ob sie nun am See, in den Bergen oder in der Gymnastikhalle ausgeführt werden. So soll es auch sein: der Sportler soll weder auf die Umgebung, noch auf sein eigenes Befinden und Empfinden achten.

Bei Qigong ist es ganz anders. Das sieht man den Bewegungen an. Dieselbe Qigong-Bewegung kann an verschiedenen Orten verschieden aussehen und ist es auch, weil diese Orte so verschieden sind wie verschiedene Tages- und Jahreszeiten. Was ich heute im Wald gespürt habe, werde ich nirgends mehr spüren, auch nicht am selben Ort, weil Ort und Ich sich in der Zeit ändern. Versuchen Sie nicht, Erlebtes noch einmal zu erleben. Das Erlebte gibt Ihnen den Grund für eine neue Erfahrung, nicht mehr und nicht weniger.

Schon die Grundhaltung im Stehen ist bei Qigong und Gymnastik völlig verschieden. Im Sport sind die Füße beieinander, die Arme liegen dem Körper an, die Statur ist gestreckt, die Muskulatur gespannt: stolz, straff, stramm.

Im Qigong sind die Beine in Schulterbreite voneinander entfernt, die Knie sind leicht gebeugt und wie alle Gelenke stets leicht beweglich. Der Kopf ist hoch, die Schultern sind tief und locker, die Arme hängen herab; die Ellbogen sind leicht nach außen gewendet, die Achselhöhlen sind "belüftet". Die Arme sind leicht vom Körper entfernt. Wir sind entspannt und dennoch nicht haltlos. Man kann die "Verwurzelung" förmlich sehen.

Wenn sich die Arme erheben, dann tun sie dies langsam und fühlig. Sie nehmen die Erde wahr. Es entsteht eine spürbare Verbindung zu ihr, ein "Energiesog". Die Fingerspitzen haben das Gefühl, daß sie etwas aus der Erde ziehen und dieser "Sog" bleibt, solange die Hände zur Erde schauen. Sobald sie sich nach oben wenden, wird die Verbindung zum Himmel geweckt.

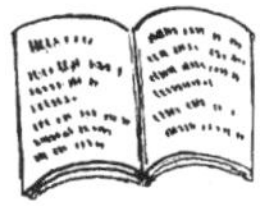

Bei der Bewegung der Arme geschieht etwas in Bezug auf Erde und Himmel. Es fließen die Himmel- und Erdenergien. Wie die Hände, so nimmt der ganze Körper den Fluß wahr. Bei den Bewegungen geht es nicht um kunstvolle Figuren, sie prahlen nicht mit eigener Kraft. Sie führen Energien, lassen Energieräume entstehen. Sie sind getragen durch die Fülle der hervorgelockten und geleiteten Energie.

Diese Energie ist für den Geübten mit *einem* Blick sichtbar. Sogar auf Fotos kann man sie sehen. Wenn sie fehlt, dann fehlt der Übung der "Geist". Dann entartet die Übung zur Gymnastik.

Bevor sie von außen sichtbar ist, ist sie von innen spürbar. Die eigene Energieerfahrung hat stets Vorrang vor allen Anweisungen!

Der Unterschied zwischen Sport und Qigong

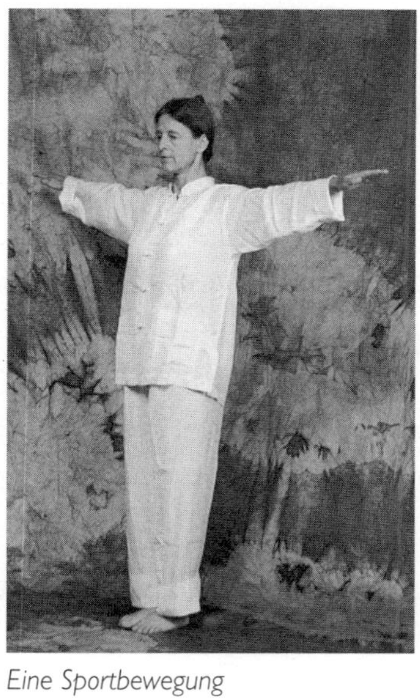

Eine Sportbewegung

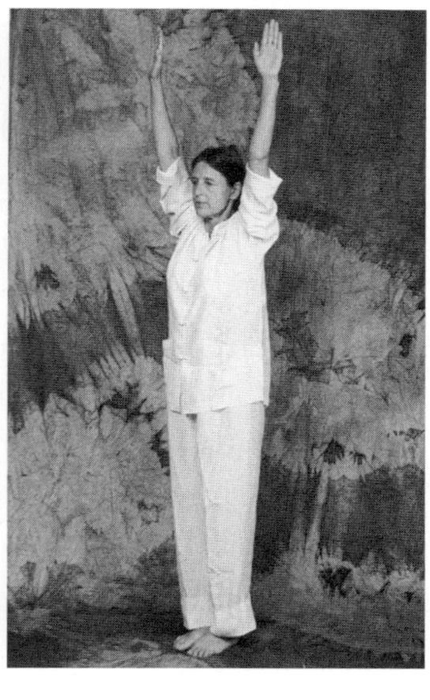

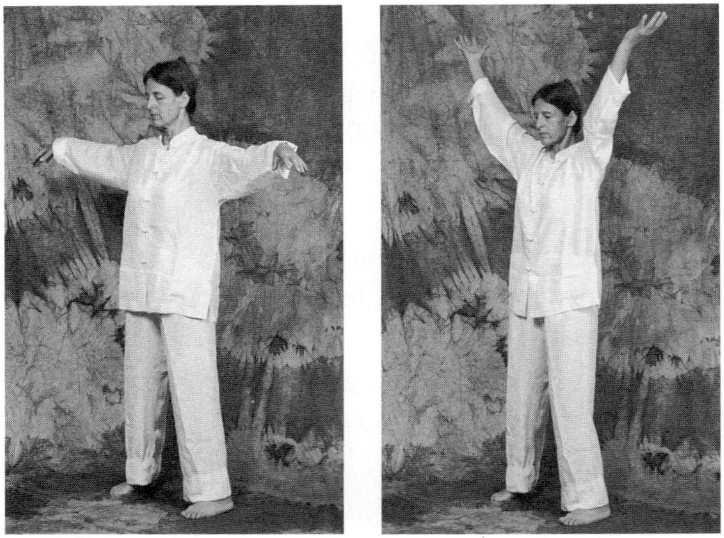

Eine Qigong-Übung

4.4. "Qigong-Kinder"

Wer stehen gelernt hat, wie Qigong es lehrt, erfährt, was "Verwurzelung" heißt. Er ist "im Stand". Ihn wirft so leicht nichts um. Kinder erlernen es leichter als Erwachsene, deren Instinkt durch vorhandene Bilder verschüttet wurde.

Kinder, mit denen die Eltern von Anfang an üben, strahlen diese Verwurzelung aus. Wenige haben das Glück, bereits im Mutterleib das Wohl der Qigong-Übungen erfahren zu haben und mit Hilfe von Qigong geboren worden zu sein. Die Energiefülle, Freude und Ausgeglichenheit der Mutter prägt ganz sichtbar das Kind.

Solche "Qigong-Kinder" strahlen nicht selten eine Selbstsicherheit aus, die auffällt. Dennoch ist sie nichts Anmaßendes. Diese Kinder stehen genauso selbstverständlich da "wie ein Baum dasteht". Sie haben ein Grundvertrauen, um das wir sie nur beneiden können. Rebecca ist so geboren worden. Qigong ist ein Teil ihres Alltags. Sie balanciert auf den Händen ihres Arztes in einem Alter, in dem diese Fähigkeit bereits verloren gegangen ist (S. 87, Abb. 3). Sie liebt Qigong und erfindet mit ihren zweieinhalb Jahren bereits eigene Übungen. Die Fotos auf Seite 86 zeigen, wie gut sie im Qigong bereits verwurzelt ist. Die Übung ist einfach, und von Anfang bis Ende klar strukturiert. Die Bewegung macht ihr offenbar Spaß. Sie tastet förmlich das Qi mit ihren Händchen, führt es zusammen, trennt es wieder und sammelt es zum Schluß in ihrem Bauch.

Qigong-Kinder strahlen oft eine gewisse Unschuld aus, weil sie auf sich und ihre Umwelt vertrauen. Auch Alina ist mit Hilfe von Qigong zur Welt gekommen. Sie geht in der Übung ganz auf (S. 87, Abb. 1 und 3). Das macht ihre Bewegungen ebenbürtig mit großen Meistern. Das ist wohl ähnlich wie bei den schlichten Mozart-Melodien. Kinder und dann wieder ganz große Meister, sagt man, seinen die besten Mozart-Interpreten.

Man sieht Qigong-Kindern an, daß sie zufrieden sind. Sie haben es darum leicht, sich überall einzufügen. Sie kennen das Maß, teilen mit anderen, aber nehmen auch ihre Rechte wahr.

Es ist nie zu spät, mit Qigong zu beginnen. Kinder sind grundsätzlich in jedem Alter dazu bereit, vorausgesetzt, daß wir den richtigen Zugang finden. Wir müssen darauf achten, daß es ihnen gefällt, sonst verschließen sie sich, und Qigong wird tabu. Dann haben wir nur noch die Möglichkeit, es unauffällig im Alltag unterzubringen, z.B. indem wir ihnen eine Übung zeigen, sich auf eine Prüfung vorzubereiten. Hier zwingt sie die Not, sich zu "sammeln", d.h. energetisch zu denken. Not macht manchmal offen.

"Qigong-Kinder"

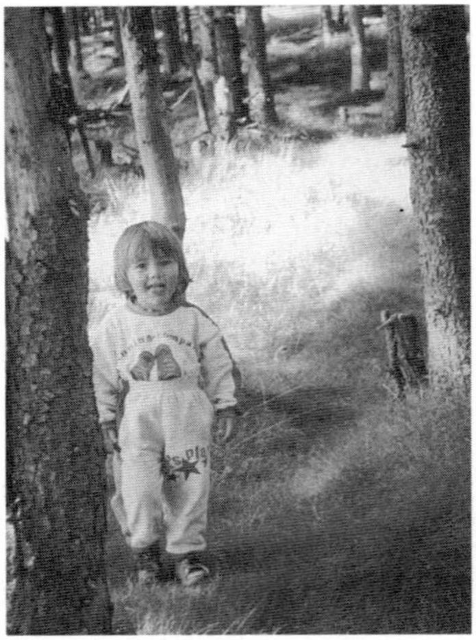
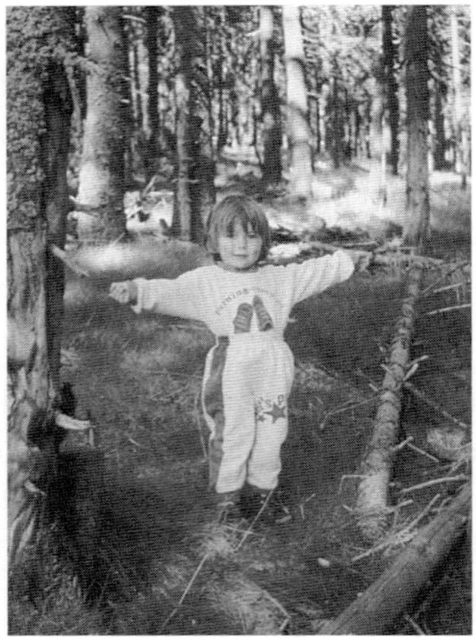
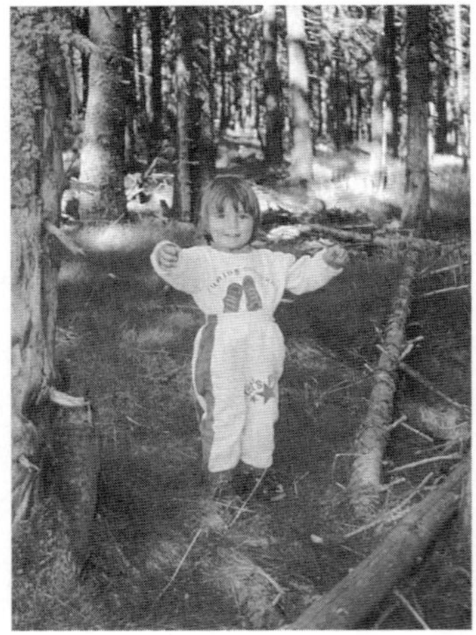

Rebecca (2 Jahre) erfindet eine eigene Qigong-Übung

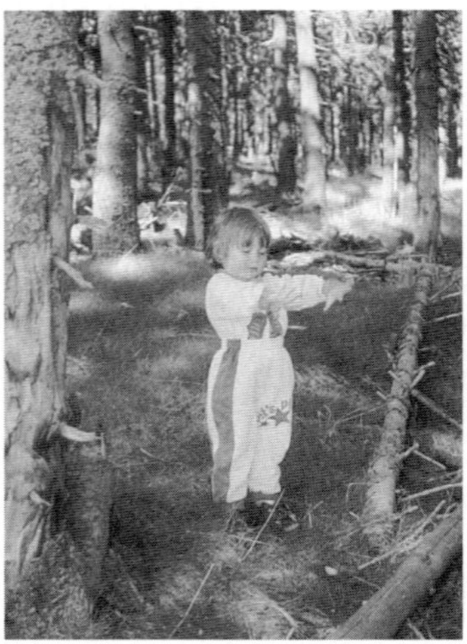
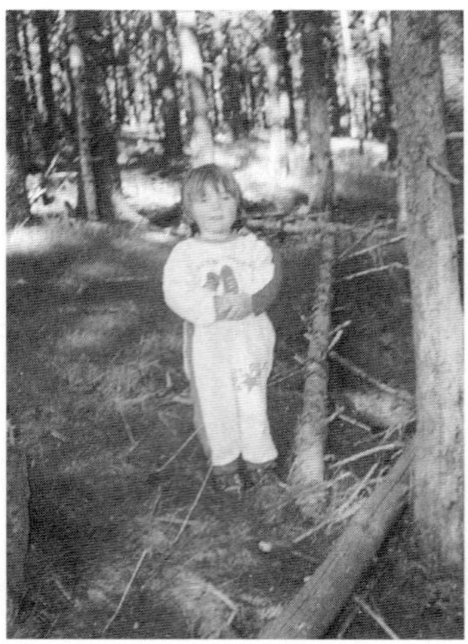
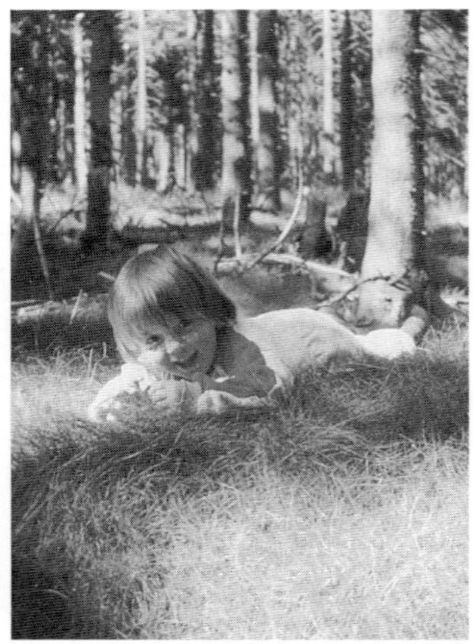

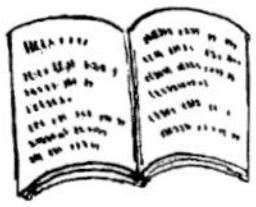

"Qigong-Kinder"

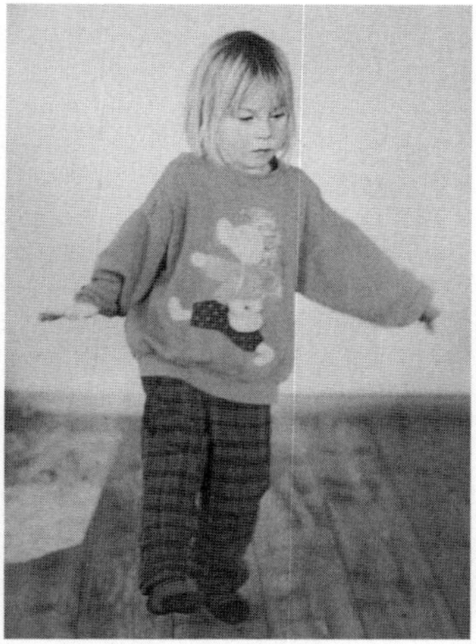

Alina (5 J.) bei der „Storch"-Übung

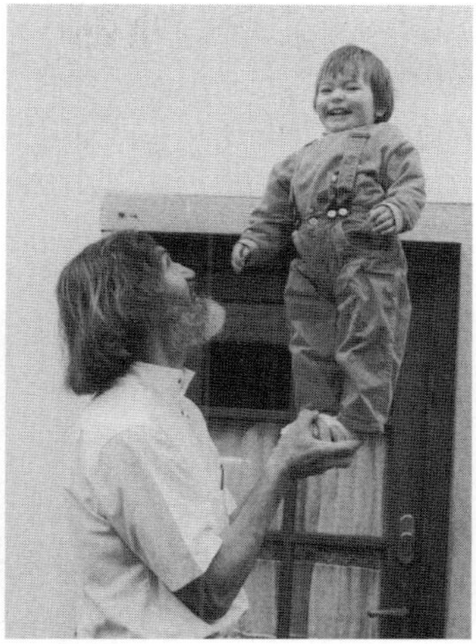

Rebecca als „Zirkusmädchen"

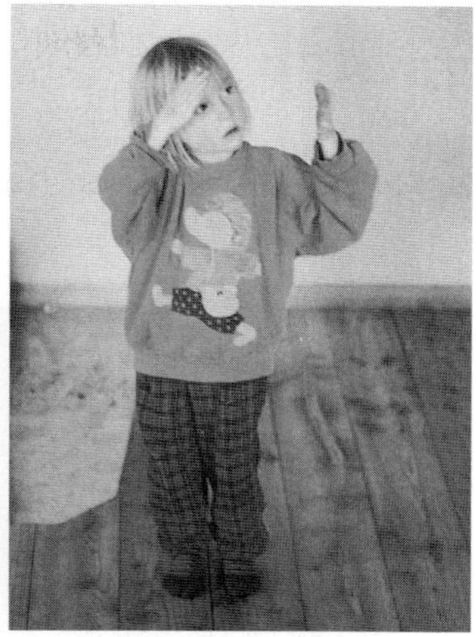

Alina trägt den Zauberball hoch.

4.5. Der kindgerechte Zugang

Dreieinhalb Jahre war unsere Milena alt, als wir mit Josefine Zöller Qigong übten. Sie sah uns eine Weile zu. Dann machte sie merkwürdige Bewegungen. Sie bemühte sich sichtlich. Auf unsere Frage, was sie denn mache, sagte sie: "Qigi".

Milenas spontaner Einstieg in Qigong hat uns erfreut und große Hoffnungen geweckt. Als ich aber daranging, "System" in den Wildwuchs zu bringen, erlosch die Lust ziemlich rasch. Ähnliche Erfahrungen erzählten auch andere Eltern.

Als mich Frauen, die bei mir Qigong lernten, baten, auch einmal mit ihren Kindern zu üben, da faßte ich es anders an. Und diesmal hatte ich Erfolg.

Seitdem unterrichte ich "Kinder-Qigong". Nach einigen Jahren begann ich auch mit therapeutischem Qigong für Kinder. Zunächst waren es Kinder mit Koordinations- und Konzentrationsschwierigkeiten, Legastheniker, später auch mit anderen Erkrankungen. Selbst schwerbehinderte Kinder können Spaß an Qigong haben, wenn man nur die richtigen Übungen wählt.

Kindergartenkinder bei Qigong-Übungen im Rahmen der Ausstellung "Markt der Sinne" am Landratsamt in Aalen

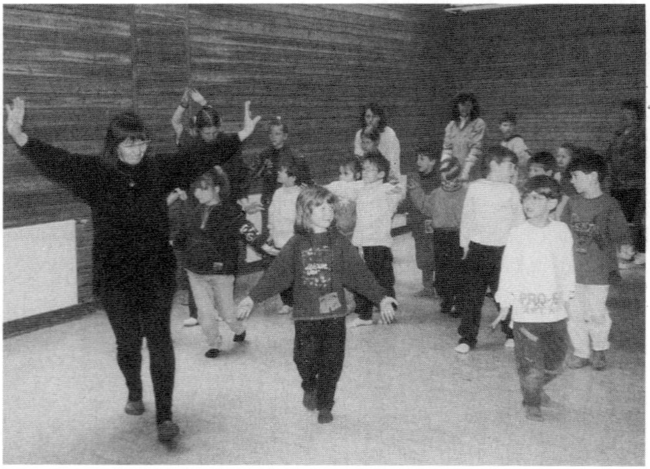

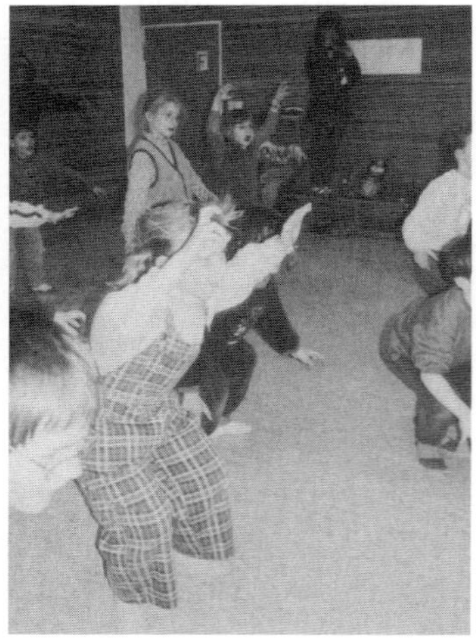

4.6. Die wichtigsten Grundsätze bei der Arbeit mit Kindern

Es sind wenige, aber wichtige Dinge, die wir bei der Arbeit mit Kindern beachten müssen:

1. Die eigene Sammlung ist die wichtigste Voraussetzung. Unser "Inneres Lächeln" springt auf die Kinder über.
2. Lassen Sie jede Theorie weg. *Üben* ist einfach!

3. Wählen Sie einfache Bilder, um die Übung in Worte zu fassen. Beschreiben Sie nicht!

4. Das Tier- und Pflanzenreich bietet eine Fülle an Bildern.

5. Binden Sie einzelne Übungen in eine Erzählung ein.

6. Fangen Sie mit wenigen und einfachen Übungen an!

7. Wiederholen Sie beim nächsten Mal die alten Übungen und fügen Sie eine neue hinzu. Kinder hören gerne die alten Märchen und üben gerne die alten Übungen wieder. Dann sind sie auch bereit, neue aufzunehmen.

8. Übungszyklen sollen im Kindergartenalter nicht länger als eine halbe Stunde dauern.

9. Halten Sie die Übungszeiten ein.

10. Üben Sie auch keinen noch so "sanften" Zwang aus. Das widerspricht dem Wesen der Übung. Qigong muß lustbetont sein. Geben Sie den Kindern immer auch die Möglichkeit, nicht mitzuüben. Fügen Sie spannende Momente in den Unterricht ein!

11. "Genuß" und "Hingabe" sollen der Maßstab sein, nicht "Präzision"!

12. Korrigieren Sie die Kinder nicht zu viel. Versuchen Sie stattdessen, ein neues Bild zu erfinden, das die Übung auf eine treffendere Weise ausdrückt. Bieten Sie den Kindern mehrere Bilder an, mit deren Hilfe sie die Korrektur selber vollziehen!

13. Lassen Sie auch die Kinder Teile des Unterrichts leiten!

14. "Störenfriede" haben meist nicht genug Gelassenheit, um die Übung richtig zu lernen. Um dies zu verschleiern, treiben sie Schabernack. Bringen Sie ihnen die Übung bei einer anderen Gelegenheit bei und loben Sie sie. Vergessen Sie das Lob auch nicht, wenn sie zusammen mit den anderen üben.

15. Wenn es mehrere "Störenfriede" gibt, sollten Sie zu zweit sein.

16. Bei gesunden Kindern kann die Gruppe verhältnismäßig groß sein. Ich habe auch mit Gruppen von 35 - 40 Kindern gearbeitet. 10 - 15 Kinder pro Gruppe ist eine gute Zahl.

17. Bilden Sie mit behinderten Kindern kleinere Gruppen. Die Art der Behinderung entscheidet über die Zahl der Kinder. Hyperaktive Kinder z.B. arbeiten am besten zu dritt. (Ich arbeite z.Zt. an einem Buch über "Therapeutisches Qigong mit Kindern".)

18. Vergessen Sie nie, am Ende der Übung die Energie im Unterbauch zu sammeln.

19. Musik hilft den Kindern, sich schneller in die Übungen einzufühlen. Sie muß aber zum Wesen der jeweiligen Übungen passen. Die heute weit verbreitete "Entspannungsmusik" ist für Kinder zu nichtssagend. Die übliche "Disco-Musik" hat meist zu starke Rhythmen und peitscht eher auf als auszugleichen. Sie werden aber sicher passende Lieder finden. Auch in der klassischen Musik gibt es geeignete Stücke. Prokofiews "Peter und der Wolf" ist ein strahlendes Beispiel!

Wenn Sie diese Grundsätze beachten, dann machen Ihnen die Übungen sicherlich Spaß!

5. Kurze Aufbauübung und Sammlung für Erwachsene

Bevor Sie das Buch beiseite legen, möchte ich mit Ihnen eine kurze Aufbauübung machen. Sie können diese Übung überall, auch mitten im Unterricht praktizieren: Legen Sie die Hände auf den Bauch. Schauen Sie in ihr Herz hinein, und wecken Sie dort Ihr "Inneres Lächeln". Folgen Sie nun dem Weg des Atems. Der Atem ist licht. Sie holen ihn von weit her - aus energetisch unverbrauchten Räumen - von der Sonne oder vom weiten Himmel, aus dem Wald oder aus einem See. Gehen Sie lächelnd dem Atem entgegen. Heißen Sie ihn willkommen. Bereichern Sie ihn. Dann folgen Sie ihm auf dem Weg durch ihren Körper - und atmen durch alle Zellen und Poren aus. Sie sehen, wie sich ihr Körper mit Licht füllt und wie Sie zu strahlen beginnen. Bauen Sie eine helle Lichthülle um sich herum auf! Drei Atemzüge reichen, dann sind Sie von einer Lichthülle umgeben. Mit einem vierten Atemzug breiten Sie einen blauen Schutzmantel um die Lichthülle aus.

Nun wenden wir unsere gesammelte Aufmerksamkeit nach innen, führen alle unsere Sinne in unsere energetische Mitte im Unterbauch und lassen sie dort verweilen.

5.1. Der Dank

Nach der Übung lassen wir unsere Hände langsam sinken. Dann bringen wir sie vor der Brust zusammen, um uns mit einer kleinen Verbeugung zu bedanken. Dieser Dank kann auch ganz im Stillen geschehen. Er ist an niemand Bestimmten gerichtet. Wir sind auch nicht für etwas Bestimmtes dankbar. Wir denken dankbar an unsere Sprache, daß danken und denken wurzelverwandt sind: Wir sind ganz Dank!

Sammlung und Dank

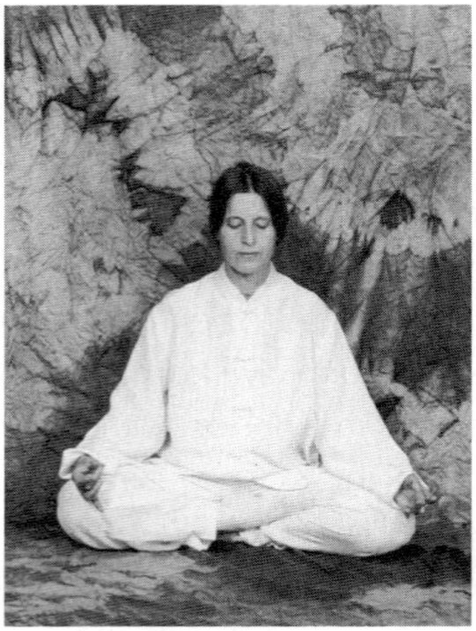

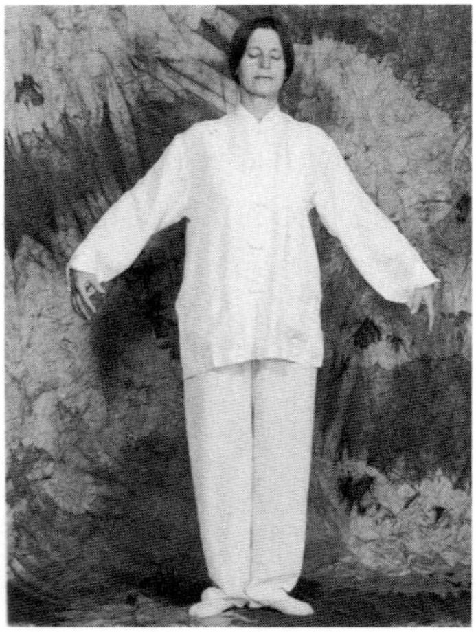

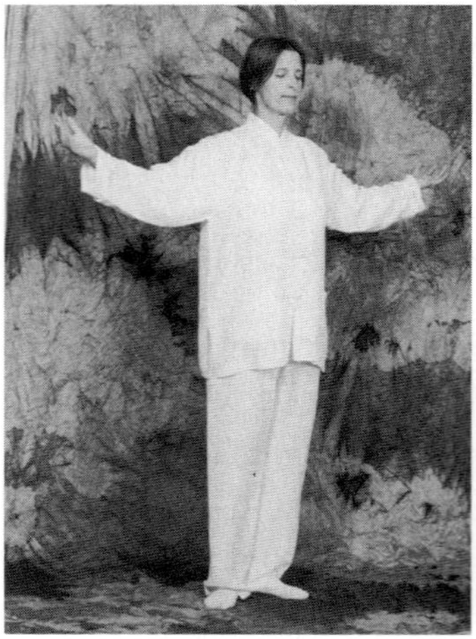

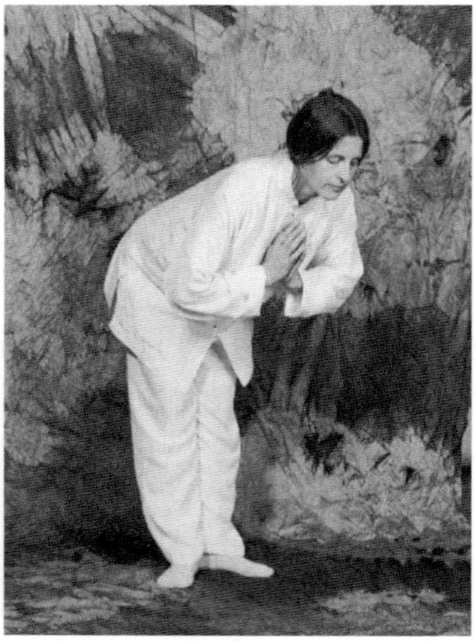

6. Meridiankarten

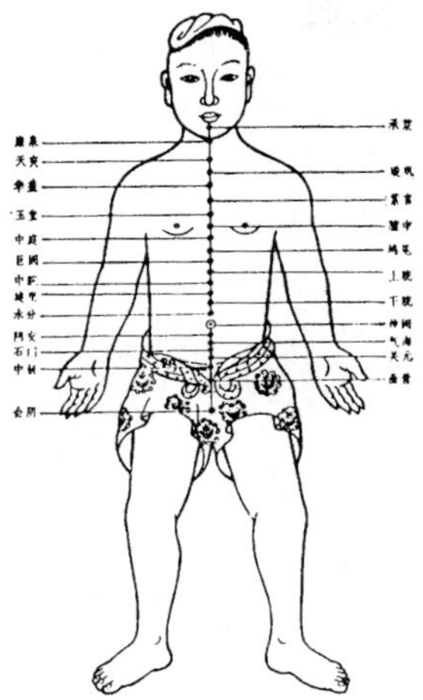

Abb. 1: Dienergefäß (Renmai)

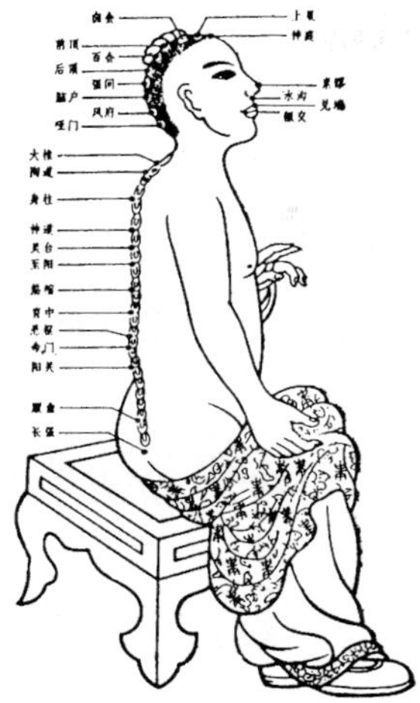

Abb. 2: Lenkergefäß (Dumai)

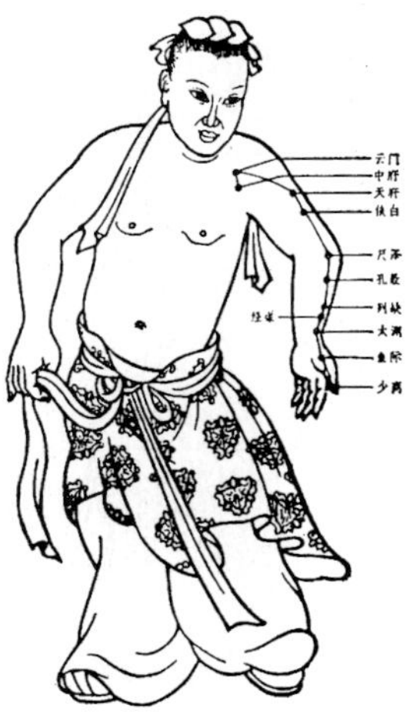

Abb. 3: Lungen-Meridian

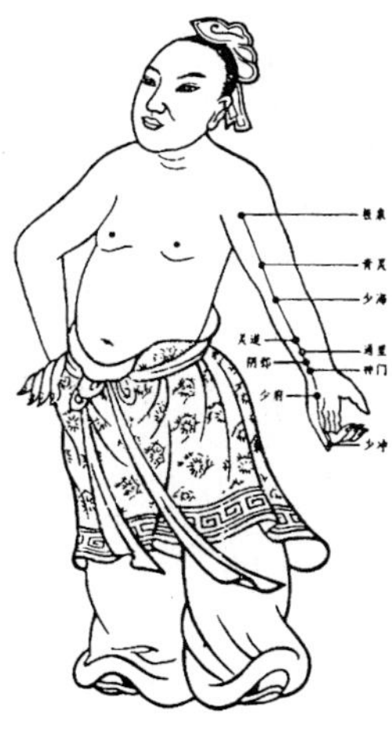

Abb. 4: Herz-Meridian

Meridiankarten

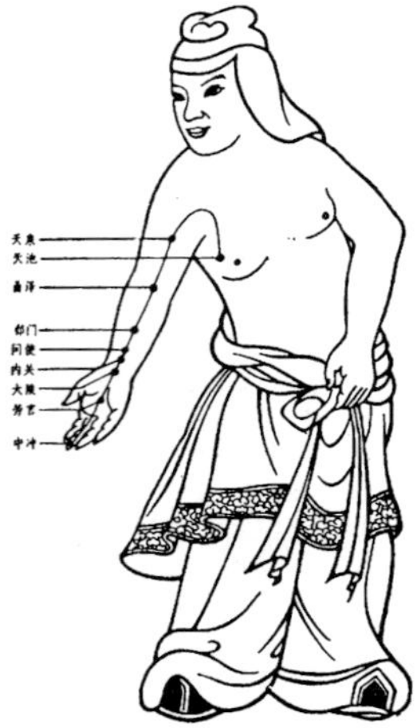

Abb. 5: Perikard-Meridian

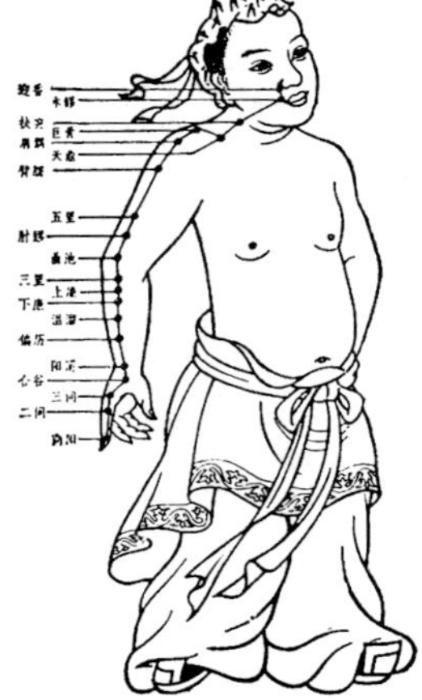

Abb. 6: Dickdarm-Meridian

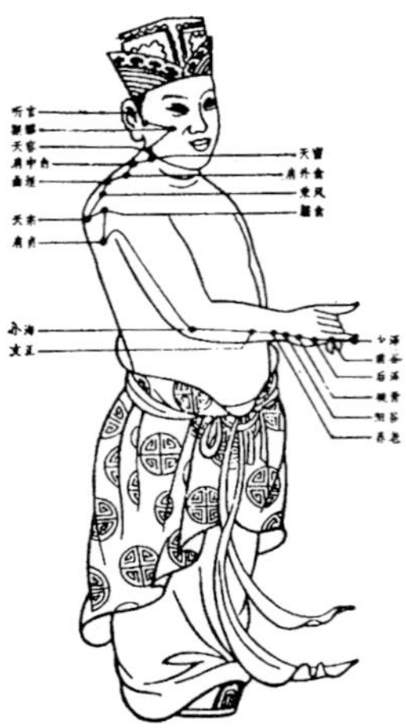

Abb. 7: Dünndarm-Meridian

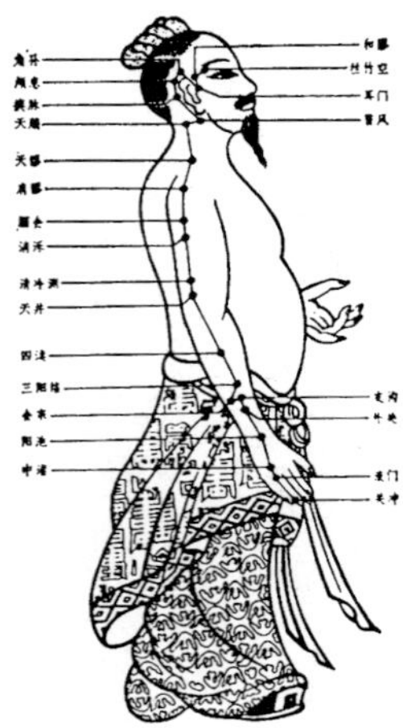

Abb. 8: Drei-Erwärmer-Meridian

Meridiankarten

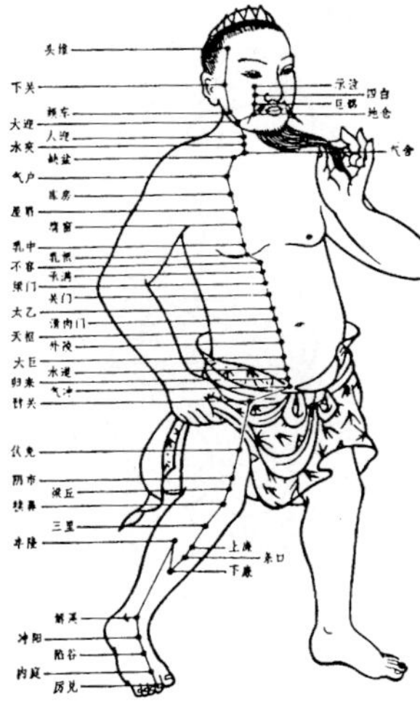

Abb. 9: Magen-Meridian

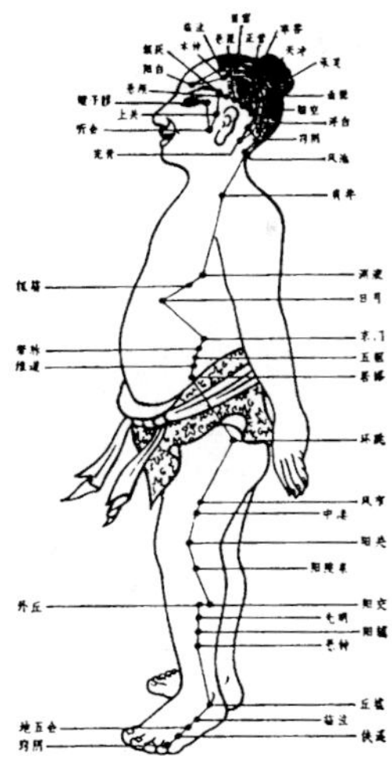

Abb. 10: Gallenblasen-Meridian

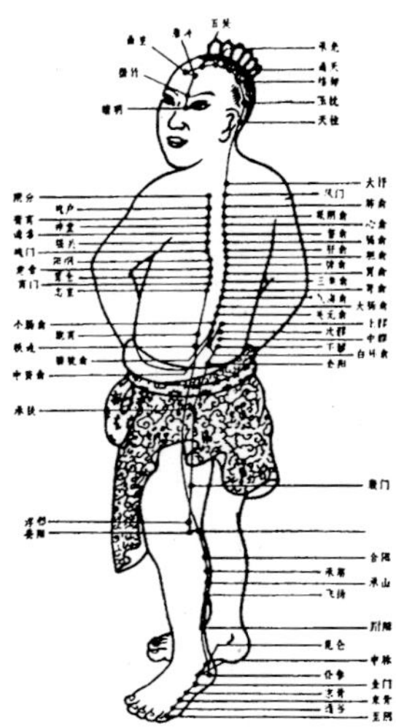

Abb. 11: Blasen-Meridian

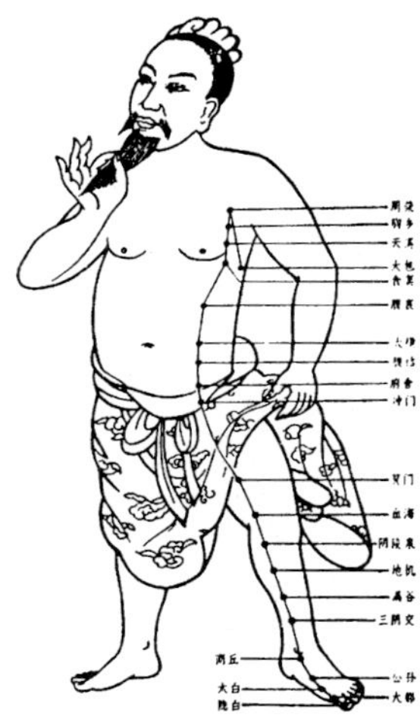

Abb. 12: Milz-Meridian

Meridiankarten

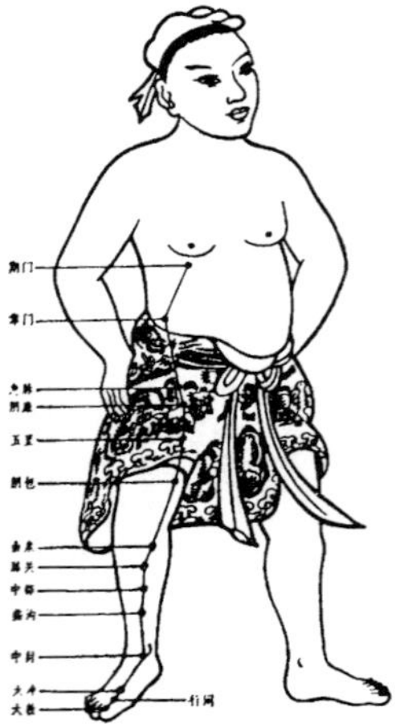

Abb. 13: Leber-Meridian

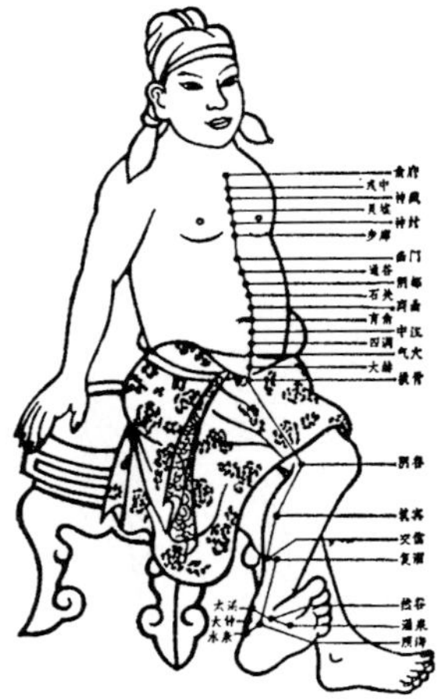

Abb. 14: Nieren-Meridian

Dr. Zuzana Šebková-Thaller wurde in Prag geboren und verbrachte ihre Kindheit in der Tschechoslowakei. Nach einem längeren Aufenthalt in Schweden lebt sie seit 1980 in Deutschland.

Sie ist Kunsthistorikerin, Qigong-Lehrerin und Mutter von sieben Kindern. Viel Qigong ist nötig, um diese drei Schwerpunkte in ein ausgewogenes Verhältnis zu bringen.

Ihre Qigong-Ausbildung hat sie in den Jahren 1985-87 bei der heute schon legendären Josefine Zöller erhalten. Besonders eingehend wurden ihr die "Zehn Meditationen auf dem Berge Wu Dang", die "Acht eleganten Übungen" im Sitzen und im Stehen, der "Atem des Drachen", die "Bewegung der fünf Tiere", "Qigong im Gehen" und spezielle therapeutische Übungen vermittelt. Seit 1987 ist die Autorin Qigong-Lehrerin. Ihre Weiterbildung bekam sie in Deutschland, China und Japan. Zu ihren Lehrern zählen Meisterin Ma Hui Wen, Meister Wang Yu, Meisterin Jiang Xue Ying, Großmeister Liu Han Wen, Prof. Ding Hongyu, Prof. Cong Yongchun und Prof. Lin. Sie ist wissenschaftlicher Beirat der Deutschen Qigong Gesellschaft (DQGG), Redaktionsmitglied der Zeitschrift *Tiandiren,* des offiziellen Mitteilungsblattes der DQGG und 1. Vorsitzende der ChanMi-Qigong Fördergemeinschaft e.V. Deutschland. Seit 1996 leitet sie das Zentrum für energetische Arbeit in Markt Berolzheim.

Sie hat neben etwa 20 wissenschaftlichen Arbeiten auf dem Gebiet der Kunstgeschichte eine ganze Reihe von Artikeln und Büchern über Qigong geschrieben und dazu auch CDs und Kassetten produziert. Im In- und Ausland unterrichtet sie ihre Spezialgebiete: Qigong zur Geburtsvorbereitung, Qigong mit Kindern, ChanMi-Qigong und therapeutisches Qigong.

In Tschechien ist ihr Konzept über "Qigong in der Schule" in das Weiterbildungsprogramm der Lehrer aufgenommen worden. Die Kassetten werden bereits im Unterricht verwendet.

Ein Schwerpunkt ihrer Forschungstätigkeit ist der geistige Hintergrund östlicher Meditationsübungen und ihre überraschende Nähe zum christlichen Denken. Sie läßt sich in frühchristlichen Schriften und v.a. in der Kunst und im Schrifttum der spätmittelalterlichen Mystik nachweisen. Ein wichtiges Ergebnis ihrer kunsthistorischen Forschung war die Entdeckung eines gemeinsamen Grundthemas der spätmittelalterlichen Kunst: die Heilige Hochzeit von Himmel und Erde. Sie wird in jedem Augenblick im Makrokosmos wie im Mikrokosmos vollzogen. So ereignet sich die Überwindung des Urübels, das Himmel und Erde, Gott und Mensch, und auch die einzelnen Menschen untereinander entzweit. Zuzana Šebková-Thallers Dissertation *Sünde und Versöhnung in Jan van Eycks Hochzeitsbild,* Markt Berolzheim, 1992, widmet sich eingehend diesem Gedanken. Da dieses Grundthema auch der Kern der daoistischen Philosphie ist, wird der Weg zu Qigong als Lebensweg - und nicht nur als funktionierende Therapiemöglichkeit - auch für Christen eröffnet.

In unserer Qigong-Reihe erscheinen 1998:

Bücher

ISBN-Nr. 3-9802546-3-1 Zuzana Šebková-Thaller, Der Maulwurf kommt ans Tageslicht. Qigong für Kinder ab Grundschulalter

ISBN-Nr. 3-9802546-4-x Zuzana Šebková-Thaller, Der Wurm im Apfel. Qigong für Kinder ab Kindergartenalter

ISBN-Nr. 3-933309-03-4 Zuzana Šebková-Thaller, Ich breite mein Lächeln aus. Qigong und MS

ISBN-Nr. 3-933309-00-X Zuzana Šebková-Thaller, Lächelnd gebären. Qigong zur Geburtsvorbereitung

ISBN-Nr. 3-933309-05-0 Zuzana Šebková-Thaller, Lächelnd durch Schwangerschaft und Geburt. Qigong in der Schwangerschaft, bei der Geburt und danach.

MCs

ISBN-Nr. 3-9802546-7-4 Zuzana Šebková-Thaller, Der Maulwurf kommt ans Tageslicht. Qigong für Kinder ab Grundschulalter

ISBN-Nr. 3-9802546-8-2 Zuzana Šebková-Thaller, Der Tag geht auf. Qigong für Kinder ab Grundschulalter

ISBN-Nr. 3-9802546-9-0 Zuzana Šebková-Thaller, Paul Pinguin. Qigong für Kinder ab Kindergartenalter

ISBN-Nr. 3-9802546-6-6 Zuzana Šebková-Thaller, Der Wurm im Apfel. Qigong für Kinder ab Kindergartenalter

ISBN-Nr. 3-933309-01-8 Zuzana Šebková-Thaller, Ich breite mein Lächeln aus. Qigong und MS

ISBN-Nr. 3-933309-02-6 Zuzana Šebková-Thaller, Lächelnd gebären. Qigong zur Geburtsvorbereitung

ISBN-Nr. 3-933309-04-2 Zuzana Šebková-Thaller, Ich stehe fest auf der Erde, über mir wölbt sich der Himmel. Stilles Qigong

CDs

ISBN-Nr. 3-933309-06-9 Zuzana Šebková-Thaller, Der Maulwurf kommt ans Tageslicht. Qigong für Kinder ab Grundschulalter

ISBN-Nr. 3-933309-08-5 Zuzana Šebková-Thaller, Der Tag geht auf. Qigong für Kinder ab Grundschulalter

ISBN-Nr. 3-933309-09-3 Zuzana Šebková-Thaller, Paul Pinguin. Qigong für Kinder ab Kindergartenalter

ISBN-Nr. 3-933309-07-7 Zuzana Šebková-Thaller, Der Wurm im Apfel. Qigong für Kinder ab Kindergartenalter

ISBN-Nr. 3-933309-10-7 Zuzana Šebková-Thaller, Ich breite mein Lächeln aus. Qigong und MS

ISBN-Nr. 3-933309-11-5 Zuzana Šebková-Thaller, Lächelnd gebären. Qigong zur Geburtsvorbereitung

ISBN-Nr. 3-933309-12-3 Zuzana Šebková-Thaller, Ich stehe fest auf der Erde, über mir wölbt sich der Himmel. Stilles Qigong

1999

Bücher, MCs und CDs

Zuzana Šebková-Thaller, Es kocht ein Mäusele. Qigong zu zweit für Kinder, ab Säuglingsalter

Zuzana Šebková-Thaller, Aietós, der Adlerjunge. Der älteste niedergeschriebene Qigong-Zyklus, für Jugendliche und Erwachsene

Zuzana Šebková-Thaller, Kachna Machna, die Silbermöve. Übungen aus dem ChanMi-Qigong

Zuzana Šebková-Thaller, Wie hieß die Übung? Qigong-Übungen zum Gedächtnistraining